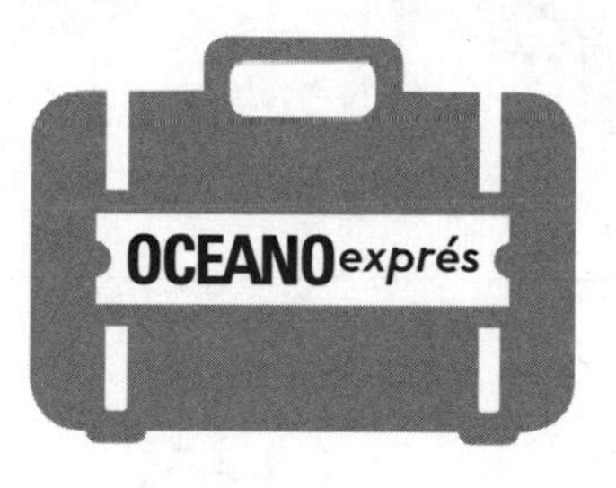
OCEANO exprés

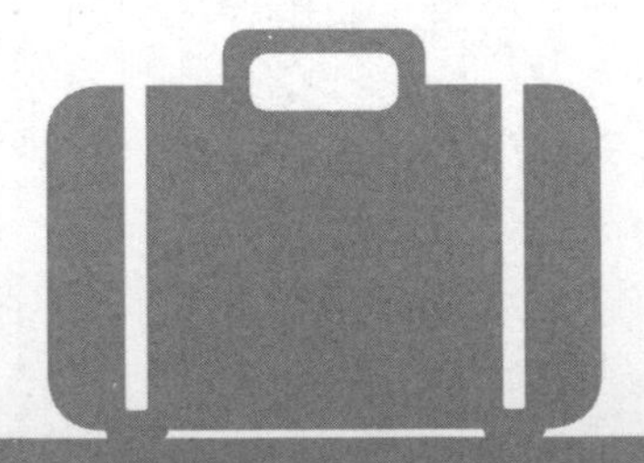

Lucy Lara

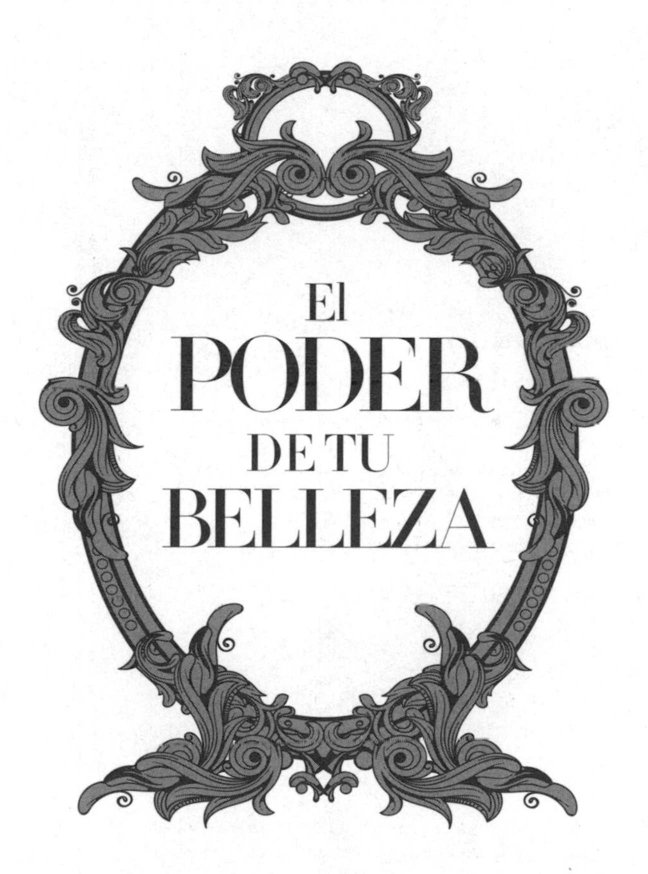

OCEANO exprés

EL PODER DE TU BELLEZA

Diseño de interiores, portada e ilustraciones: Bogart Tirado Arce
Fotografía de la autora: Valeria Ascencio
Maquillaje: Karla Vega, National Artist MAC México
Peinado: Agde Ruiseco, Educación Care&Style México

D. R. © 2018, Editorial Océano de México, S.A. de C.V.
Homero 1500 - 402, Col. Polanco
Miguel Hidalgo, 11560, Ciudad de México
info@oceano.com.mx

Primera edición en Océano exprés: octubre, 2018

ISBN: 978-607-527-630-4

Impreso en México / Printed in Mexico

A mi hijo Francisco, mi inspiración
y el motivo por el que me siento completa.

A Nydia, Nini, mi hermana adorada.

A Nydia Zavala Martínez y Hernán Lara y Lara,
mis padres, in memoriam.

"Uno nace con la belleza que Dios le da y muere con la que merece".
María Elena Marqués, actriz mexicana

ÍNDICE

PRÓLOGO: Una belleza sin sustento es absolutamente estéril, por Antonio González de Cosío, 13

INTRODUCCIÓN, 19

PRIMERA PARTE
BONITA, GUAPA Y ATRACTIVA

CAPÍTULO 1. SER BONITA, 25

Bonita, guapa o atractiva: la verdadera diferencia, 34
Ser bonita no lo es todo, 36
La guapa que todas queremos ser, 37
Ser atractiva tiene gran mérito, 39
Un aire sexy que se percibe, 40
Ese *je ne sais quoi* de la fea gustadora, 43
¿Se puede todo?, 47

CAPÍTULO 2. APRENDE A SER GUAPA Y ATRACTIVA, 51

Primero lo primero: el cuidado personal, 52
El lenguaje corporal no guarda silencio, 54
Todo está en tu autoimagen, 59
Mejora tu actitud, 64

En dirección a la felicidad, 66
Construye tu confianza, 69
El don de la energía, 70
El arte del refinamiento, 72
El valor de la inteligencia, 76
El irresistible sentido del humor, 77
Tu belleza interior, 78
Practica la sensualidad, 80
Trabaja en tu personalidad, 80
El gran misterio, 84

SEGUNDA PARTE
BELLA DE DENTRO HACIA FUERA

CAPÍTULO 3. LOS ENEMIGOS DE LA BELLEZA, 89
La obsesión por ser perfecta, 90
Esa voz que te aplasta, 92
El estrés que destruye, 96
La hipocondría no es sexy, 97
Sentir vergüenza es enterrarte viva, 99
La amargura, un barril sin fondo, 101
Exagerar para tratar de ser bella, 102
Depresión que borra la hermosura, 103
La lucha contra tu imagen, 104
Puede ser que no exista lo que ves, 107
La sombra del miedo, 107
Pánico a envejecer, 108

CAPÍTULO 4. DE LA CONFIANZA A LA BELLEZA, 111
Acepta tu belleza, 112
Abre tu mente y tu corazón, 113

Cambia tu estilo de vida, 113
Sentirte sexy en la cama y fuera de ella, 115
Transforma tu actitud, 118
Acepta tu edad y ámala, 119

TERCERA PARTE
BELLA TAMBIÉN POR FUERA

CAPÍTULO 5. EL MUNDO DE LA BELLEZA A TU SERVICIO, 123
En tu propia piel, 125
Howard Murad: la belleza integral, 144
Bendito maquillaje, 152
Bobbi Brown: el arte del maquillaje, 156
Sarah Lucero: maquillaje que favorece, 172
Ilde Goncalvez: de la pasarela a tu tocador, 184

CAPÍTULO 6. BELLA Y EN ARMONÍA, 187
El pelo, nuestro orgullo, 188
Verónica Sánchez: los cuidados de tu cabello, 191
Tom Taw: una melena más lustrosa, 196
Jeni Thomas: salud y juventud para tu pelo, 199
El impacto de las uñas, 204
La conquista de la sonrisa, 210
Verónica Sánchez: sonríe con confianza, 213
La permanencia del perfume, 216
El cuerpo que habitas, 223
Haz las paces con la comida, 224
Amil López Viéitez: delgada, saludable y feliz, 237
Tu amigo, el ejercicio, 245
Combate el estrés, 246

CAPÍTULO 7. EL GUARDARROPA A TU SERVICIO, 251
Los clásicos que nunca mueren, 253
Tus colores, 263
Punto focal, 264
Prendas que te harán lucir fabulosa, 268
Dale vida a tu guardarropa, 269
La sal y pimienta de tu look, 270
Reglas del buen vestir, 272
El estilo personal, 273
¿Qué hay del misterio?, 276

CONCLUSIONES, 279

AGRADECIMIENTOS, 281

BIBLIOGRAFÍA, 283

PRÓLOGO

Lucy Lara y yo nos encontramos por primera vez hace ya casi un cuarto de siglo. Le encanta recordar la anécdota. Estábamos en la premiación de un concurso de periodismo de belleza, del cual ella había sido la ganadora. Yo, el segundo lugar, charlaba con la periodista que había quedado en tercero y nos preguntábamos: "¿Quién diablos es la tal Lucy Lara que nos ganó el primer lugar?". (Así suele ser uno de arrogante en la juventud.) Resulta que la susodicha estaba sentada justo a mi lado y había escuchado toda la conversación. Cuando se puso de pie para recoger su premio, yo quería meterme debajo de la mesa. Ése fue nuestro primer encuentro.

No obstante, prefiero recordar otro que, si bien no fue el primero, sí fue el más representativo de lo que esta mujer significaría en mi vida. En un desfile de moda estábamos sentados Lucy (vestida de Chanel), Fernando Toledo y yo. No recuerdo bien de qué hablábamos, pero, en un momento en que ella se alejó de la mesa, Toledo me dijo que discrepaba de algún comentario que Lucy había expresado. Yo, contundente, le contesté: "Fernando, una mujer que usa Chanel no puede estar equivocada". Toledo rio con toda su fuerza y siempre que puede saca a colación esta anécdota; pero lo importante es que en ese momento Lucy entró en mi vida. No es ningún secreto que, además de quererla, la admiro; que siempre que entraba a la oficina interrumpía lo que estaba haciendo para verla caminar a su escritorio y apreciar lo que llevaba puesto, cómo lo había combinado, cómo se había peinado. Admiraba —y admiro— las aristas que la conforman: su amor por la moda, su gentileza, su carácter fuerte, su saber estar. Liza Minelli dijo alguna vez que ella se había considerado afortunada en la vida por haber tenido la suerte de trabajar con sus héroes. Yo también he tenido esa fortuna: Lucy es una de los míos.

De la misma forma en que las *top models* desfilan por diversas pasarelas en el mundo, Lucy y yo hemos recorrido juntos un largo camino profesional como mancuerna por las publicaciones más importantes de México. La he conocido como una jefa estricta, una maestra generosa con sus conocimientos, una socia centrada y equilibrada, una amiga entrañable y divertida, pero, más allá, si algo he admirado, además de su estilo impecable, es esa forma tan suya de ser bella. Por eso, creo que no hay nadie mejor que Lucy para desmenuzar el fenómeno de la belleza.

En ocasiones, solemos pensar que la belleza es un don, un regalo de Dios o de la genética. En parte es verdad, pero en mi larga experiencia de trabajo con modelos me he dado cuenta de algo: la belleza física que no cuenta con un sustento interno se vuelve estéril. Lo he dicho siempre al tratar con las concursantes de *Mexico's Next Top Model* y a lo largo de mi vida personal y profesional: me he encontrado con muchas niñas bonitas de fachada y otras —las verdaderamente interesantes— que son hermosas desde los cimientos. Lucy abunda en esta tesis a lo largo de su libro y me fascina que, como todo lo que hace, la desarrolla con seriedad, profundidad y un lenguaje amable y cálido.

Dar un consejo sobre cómo aplicar una sombra de ojos o hacerte el corte de pelo correcto es muy fácil. Lo difícil es saber cuándo ese maquillaje o corte tiene un valor específico para ti, si te ayuda a resaltar una característica únicamente tuya y si es el camino ideal para encontrar tu propio estilo, tu propia belleza. Coco Chanel decía: "Hay tantos *allures* como mujeres existen en el mundo", y Lucy explora en este libro esa posibilidad: encontrar tu propio *allure*, tu discurso de belleza personal. Es verdad: ser agraciada por la genética ayuda, pero no serlo no es un impedimento para ser bella. Estoy de acuerdo con Lucy: la belleza no es sólo una cualidad física, sino también un conjunto de elementos que bien cultivados dan por resultado algo estético. Educación, autoconfianza, buenas maneras y un conocimiento de cosmética bien aplicado redundan en belleza, sin lugar a dudas.

Todos en algún momento de la vida nos hemos sentido "patitos feos". Yo peleo constantemente con la báscula, pero, gracias a mi rutina diaria de tratamientos cosméticos, he llegado a la edad madura sintiéndome bien conmigo mismo. Aunque nunca fui guapo, creo que he logrado ser atractivo. En este libro, Lucy evoca a su madre, quien sin ser una mujer bonita, tenía un porte espectacular, y cuenta cómo ella decidió aprender de su ejemplo. Puedo decir, sin miedo a equivocarme, que viéndola hoy en un salón repleto de gente resalta de la multitud no sólo por su forma de vestir, sino también por su inconfundible belleza: los labios de color rojo intenso que se han vuelto su rúbrica y que deslumbran aún más cuando sonríe. Esto no es casual o fortuito: Lucy en su momento inició la búsqueda de un camino para conquistar su propio discurso de belleza. Seguramente, tras experimentos, aciertos y errores, logró encontrar su lenguaje de belleza y ahora quiere ayudarte a que logres exactamente lo mismo.

Me encanta su filosofía de belleza: tus cualidades externas ya las tienes, ahí están y son susceptibles de mejora, pero con las internas puedes ir más allá y transformarlas incluso por completo. Tú tienes el dominio absoluto y ésta es la belleza que te sustenta, te hace brillar y va a quedarse toda la vida contigo. Por otra parte, aprender sobre alimentación, rutinas de cuidado cosmético y maquillaje y, sobre todo, saberte guapa y atractiva, te darán seguridad en ti misma. Esa seguridad es la que hará que tu cabellera de comercial de televisión, tu sonrisa de millón de dólares y tus ojazos no sólo atraigan las miradas del mundo, sino que además seas una mujer recordada, una persona cuyo ejemplo quiera ser imitado.

Me encanta también la forma en que Lucy ofrece herramientas para la construcción de tu propio proyecto de belleza, pero sin darte un plano o mapa, porque eso te toca trazarlo según tus necesidades o deseos. Este libro no es para nada un recetario de trucos de belleza, lo cual es un acierto porque creo que la belleza es mucho más que eso: es un descubrimiento y no una fórmula.

Recuerdo cuando Lucy era mi jefa en la revista *Infashion*. Muchas veces nos tocó asombrarnos de cómo, teniendo todo para lograr una buena sesión fotográfica de moda, las fotos resultaban terribles, y a la inversa, cuando teníamos aspectos en contra lográbamos fotos sublimes. Esto nos habla de la espontaneidad de la belleza y de cómo no hay que "apretar demasiado" para conseguirla, porque en ocasiones simplemente se abre paso por sí misma. Otro aspecto que me fascina es el balance logrado entre sus entrevistas a expertos en diversas materias de la cosmética y sus propios puntos de vista, fruto de una considerable trayectoria en la industria editorial. Y me gusta, sin duda, que toque historias como las de Kelly Osbourne o Lady Gaga, porque son ejemplos plausibles de mujeres que han ido más allá de lo establecido mostrándonos que la belleza no es una, sino muchas, y que ellas, aun con características físicas que salen del canon, se han convertido en iconos de estilo y belleza en el mundo del espectáculo. Es muy probable que en el mundo haya más Kellys Osbournes que Audreys Hepburns; por eso, este libro posee un inmenso valor:

demuestra que cada uno de nosotros tiene la posibilidad de encontrar esa belleza única, muy nuestra, que nos representa ante el mundo.

No puedo pensar en alguien mejor para hablar de belleza que Lucy, porque además no cree en lo banal, sino en lo estético como resultado de un trabajo previo en los diferentes aspectos de la vida. A Lucy, más que el *lipstick*, le interesa la sonrisa; más que la sombra de ojos, la mirada; más que la base de maquillaje, la expresión del rostro; y más que el perfume, le interesa la esencia de la mujer.

Ingresemos en este universo de reflexión y de experimento, de descubrimiento y regocijo, retomando la frase de Helena Rubinstein que Lucy cita al inicio de este libro: "No hay mujeres feas, sino perezosas". Yo la modifico para invitarte, amable lectora, a un viaje fascinante: "No hay mujeres feas, sólo aquellas que aún no han leído este libro".

Antonio González de Cosío

INTRODUCCIÓN

¿Eres bonita? ¡Felicidades!, pues tienes la fortuna de ser el resultado de un buen coctel genético. La vida es un *casting* constante, así que, si eres hermosa, la gente te trata bien, disfrutas de ventajas en tu trabajo, es posible que estés o vayas a estar relacionada emocionalmente con un hombre rico y hasta cuentas con más posibilidades de ser rescatada, si se presentara una emergencia, que si fueras fea. Pero te tengo otras preguntas: ¿tienes personalidad?, ¿te gustas cuando te miras al espejo en el probador de una tienda?, ¿eres segura de ti misma? Ah, es claro que una cara preciosa y un cuerpo bien formado no siempre incluyen el paquete de felicidad completa que nosotras, las que no pertenecemos al equipo de las bonitas, suponemos que existe.

Hay otro tipo de mujeres, menos perfectas y hasta más llamativas: las guapas, que si bien tienen un físico agraciado, distan mucho de ser consideradas entre las muñequitas de rostro simétrico, cintura de avispa y cabellera sedosa del privilegiado grupo que mencioné antes. No, ellas poseen una mezcla de ingredientes que las hace únicas y memorables, y las sitúa muchas veces por encima de sus hermosas amigas.

También están las mujeres atractivas. Éstas sí que son dueñas de un imán que, para muchos, puede ser incomprensible. En lo físico no poseen suficientes elementos para ser catalogadas como bonitas o guapas. Sin embargo, son irresistibles. Simplemente no puedes dejar de verlas, sientes una gran curiosidad por conocer más sobre ellas y hasta unos deseos incontenibles de permanecer a su lado.

Habría que aclarar que las tres categorías anteriores no siempre se excluyen entre sí. De hecho, hay mujeres afortunadas que pertenecen a dos o incluso a las tres. Sin embargo, quien ha podido hacerlo tiene mucho más que un físico privilegiado. De ahí que me hayan intrigado sus secretos y los caminos que han recorrido para lograrlo.

Sin duda, también conoces a una chica francamente fea, pero que a los hombres les parece la más sexy del mundo. Incluso tú, desde el punto de vista despiadado con el que solemos vernos de mujer a mujer, sabes que no te gustaría tenerla por rival. ¿Qué posee ella que tú no tengas? ¿Cómo es que ella, con un aspecto tan ordinario, puede traer loco al hombre más guapo y poderoso de tu empresa, de tu grupo de amigos o de la industria del espectáculo?

Hace unos meses recibí las respuestas de un *test* que fue enviado a más de 55 lectoras de la revista *Glamour*, la mayoría entre los 20 a 35 años. Se les preguntó si se sentían excepcionalmente bonitas, bonitas, promedio, no muy bonitas o francamente feas. Para mi sorpresa, 50% decía considerarse bonita a secas. No hubo ni una sola que se declarara fea, a pesar de que 64% confesó ser demasiado dura cuando se juzga ante el espejo. Las preguntas que seguían, como es de imaginar, buscaban indicios sobre la autoimagen, la autoestima, el hábito de compararse con la "mujer perfecta" y el mal sabor de boca que nos queda cuando lo que somos dista mucho de representar "lo ideal".

En efecto, cuando se les pidió que escribieran los primeros pensamientos que cruzaban por su mente cuando se miraban, las frases podían llegar a ser crueles. Al momento de describir qué hacía a una mujer más bonita que ellas, mencionaban cuestiones físicas como que tenía el cuerpo más estético o delgado y sus facciones eran más lindas, pero con la misma frecuencia indicaban la seguridad y buena actitud como sus virtudes distintivas. Quedó claro que, al preguntar sobre qué hace que una mujer se vea más atractiva que otra, las respuestas tenían menos relación con una cualidad física y más con algo adquirido a través del tiempo y el esfuerzo puesto en la persona. Un nada despreciable 89% consideró que el arreglo personal (y no la belleza) es esencial para que una chica se vea hermosa. Todas (100%) dijeron que la seguridad y la autoestima hacían la diferencia en cualquier persona. Al cuestionarles si preferían ser ricas o bonitas, las respuestas se dividieron en sendos 50% y 50%, aunque las que se decidieron por el dinero afirmaron que lo utilizarían en operaciones estéticas y tratamientos para ser más bellas.

El hecho es que, querámoslo o no, aceptémoslo o no, todas deseamos sentirnos hermosas. Queremos gustarnos y sentirnos apreciadas en este mundo que constantemente nos hace *casting*. Pero en el fondo sabemos que no importa lo delgadas que estemos, las operaciones estéticas a las que nos hayamos sometido o el esfuerzo realizado al arreglarnos; hay que buscar muy adentro y trabajar en nuestra autoestima. Debemos cultivar un mundo interior, ser más compasivas y tolerantes con nosotras mismas, apreciar las miles de virtudes de nuestro ser, pues construir nuestra personalidad, con base en el conocimiento de nuestras fortalezas, hará que después podamos capitalizar todo lo maravilloso que se ha creado para potenciar nuestra belleza: tratamientos, cosméticos, cirugías, herramientas y, desde luego, la ropa y los accesorios.

No debemos odiar a la bonita ni despreciar a la fea, porque de ellas, así como de la guapa, la atractiva, la sexy, podemos aprender algo y poner en práctica lo que les ha funcionado. Pero debemos abrirnos a la idea de explorar sus mundos sin caer en la tentación de compararnos. Sólo así es posible entender que es mejor trabajar con lo que tenemos y no con lo que no tenemos.

En este libro encontraremos juntas la manera de hacerte sentir bien contigo misma. Vamos a construir desde dentro la belleza que después reflejarás por fuera. Analizaremos ejemplos de mujeres bonitas, guapas, atractivas, sensuales y hasta de las que no son tan agraciadas físicamente, pero que han logrado desarrollar una personalidad formidable. Este trabajo te llevará a generar seguridad y amor por ti misma, que harán la diferencia en tu autoestima y en todos los aspectos de tu vida. Luego pasaremos a las herramientas para cuidar tu físico, agraciarlo, mejorarlo con técnicas, consejos prácticos y nuevos hábitos.

Estás a punto de comenzar el cambio de tu imagen ante el espejo porque tu mundo interior será un sitio placentero y tu cuerpo, el lugar que habitarás plenamente. Conoce y sácale provecho al poder de tu belleza. Después de todo, ésta es única, excepcional y es sólo tuya.

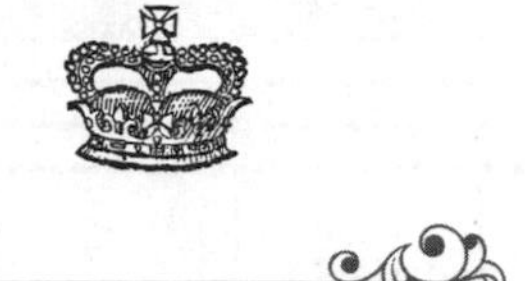

PRIMERA PARTE

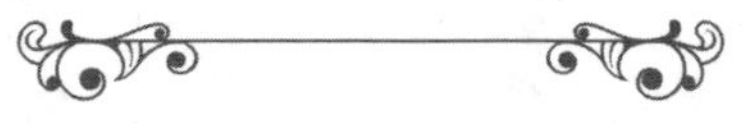

Bonita, guapa y atractiva

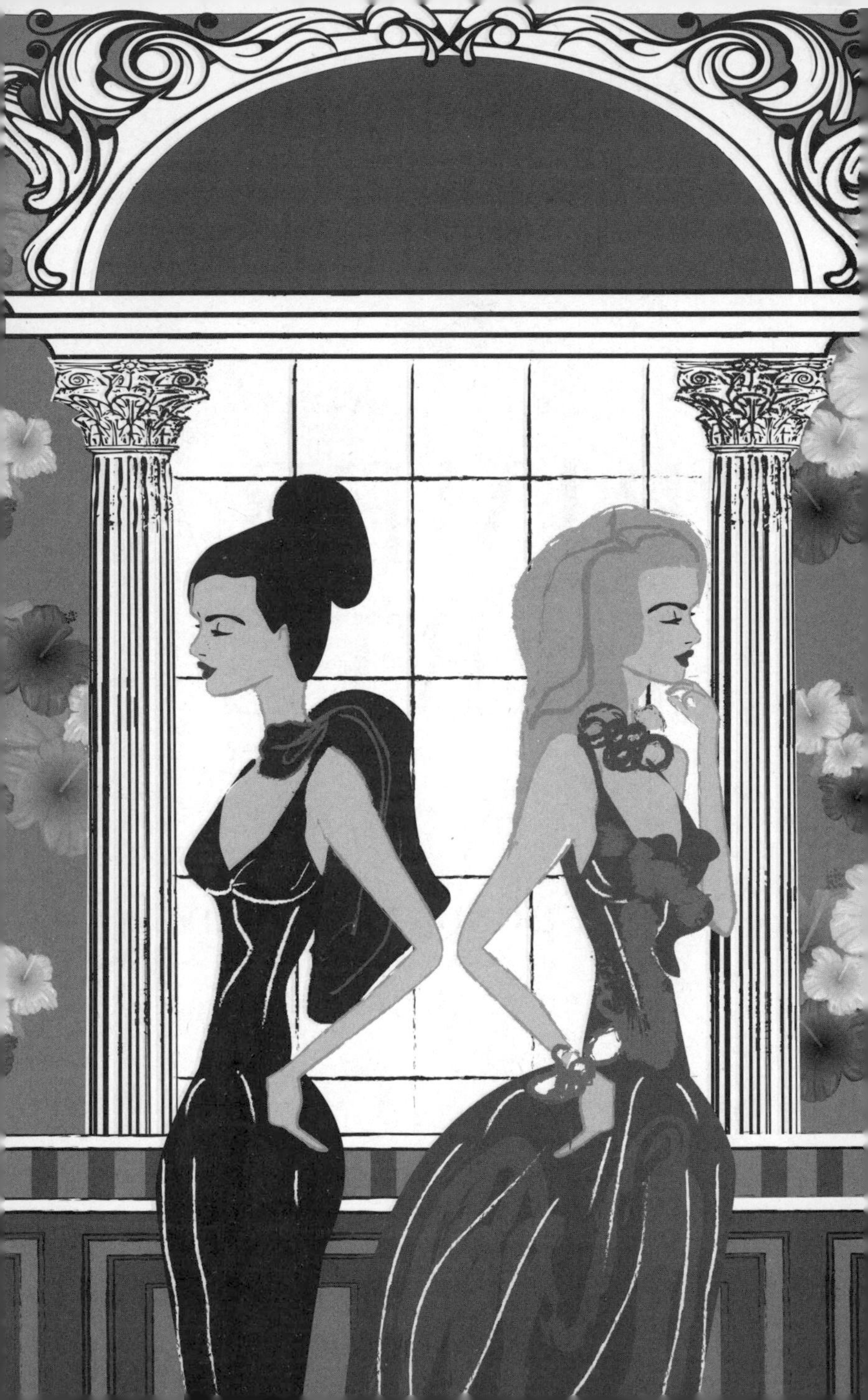

I

SER BONITA

Hablemos de la belleza, que es el aspecto más público que puede tener una persona y que, a primera vista, podría parecer un concepto en el que todos podríamos coincidir, como si fuera una suma de virtudes universales. Pero ¿es así?

Antes que nada, no podemos perder de vista que los estándares de belleza que pudieron haber sido fascinantes en otra época o en diferente civilización, en un contexto diferente nos parecen horribles. Ya nadie se rasura el nacimiento del pelo para ampliar la frente y verse más atractiva, como lo hacían las mujeres durante el reinado de Isabel I, en Inglaterra. ¿Cuántas de nosotras accederíamos a ponernos aros en el cuello para estirarlo al máximo y sentirnos divinas, como lo hacen algunas mujeres en Tailandia? Hoy mismo, lo que resulta atractivo en un sitio del planeta puede ser repulsivo en otro. Sin ir más lejos, a mí no me gustan los hombres bonitos al estilo Brad Pitt, pero evidentemente hay millones de chicas que mueren por estar con un tipo como él. Así que no podemos asumir que la persona que nosotros consideramos hermosa, también lo sea para el resto de la gente. Más adelante hablaremos de los elementos que pueden coincidir en la mujer que es calificada como bonita. No obstante, las opiniones divergen cuando se trata de lo que a alguien le parece una chica guapa o atractiva, ya que eso depende de muchas cosas y hay mucha subjetividad por parte de quien la coloca en esa categoría.

LO QUE PROVOCA

La belleza produce placer. No sólo al ver a un hombre atractivo o a una mujer hermosa se estremece algo en nuestro interior, sino que también podemos perdernos en el gozo de una sinfonía o al contemplar un paisaje imponente. La diferencia reside en que, por ejemplo, una mujer bella resulta irresistible para los ojos y algo se mueve en la profundidad de nuestros sentimientos que nos conmueve, nos atrae, provoca nuestra admiración o incluso puede producirnos envidia.

Sin embargo, estamos hablando de la sensación que experimenta el personaje que mira lo bello. Pero está también la otra cara de la moneda: la persona admirada. Porque lo más complicado de esta ecuación no es únicamente que deseamos estar cerca de lo hermoso, sino que además nuestra cultura nos ha alimentado el deseo de ser esa mujer observada con regocijo y veneración, no sólo para alimentar nuestro ego, sino también para sentirnos aceptadas y amadas o, incluso, para sabernos poderosas ante los demás.

Las personas con un físico agraciado suelen tener mejores oportunidades laborales y salarios más altos. ¿Cómo sucede esto? David Perrett, autor de *In Your Face. The New Science of Human Attraction* (En tu cara. La nueva ciencia de la atracción humana), asegura que los responsables son dos factores: "Primero, los que poseen buen físico se autoevalúan mejor por el simple hecho de que colocarse en un concepto alto los lleva a tener potencialmente un mejor sueldo. [...] Segundo, e inseparable, la buena apariencia da como resultado que [estas personas] se eduquen por más tiempo".* Lo que no hay que perder de vista es que la atracción por lo bello en el sexo opuesto ha estado históricamente relacionada con nuestro instinto de reproducirnos con alguien que asegure una descendencia con mejor genética. Por eso, los hombres buscaban mujeres de facciones y cuerpos simétricos. Una piel tersa, una cabellera abundante y lustrosa daban pistas de una buena alimentación. Una cintura breve denotaba buena salud, mientras que los senos abultados y las caderas generosas se consideraban como un buen augurio para la procreación.

Las mujeres, por su cuenta, buscaban más allá del físico, ya que un varón tenía, ante todo, que parecernos un buen proveedor, pues era deseable tener a un hombre grande, fuerte y con una actitud segura para proteger a nuestros hijos. Quizá ya no se pretendía que saliera a cazar, pero su cuerpo de espalda amplia, brazos fuertes y cintura marcada daba la certeza de que resguardaría a la familia, y ese hecho resultaba en una gran atracción hacia él.

DE AMOR Y CELOS

"Los hombres miran a las mujeres.
Las mujeres se miran siendo observadas."
JOHN BERGER, AUTOR DE *MODOS DE VER*

Hoy ya no es tan fácil apuntar hacia lo que se considera bello como concepto universal. La dinámica de pareja ha cambiado tanto que la mujer ya no suele contar con un hombre para triunfar, sostenerse económicamente y hasta convertirse en cabeza de familia. Los varones, en consecuencia, también han cambiado sus prioridades para elegir pareja. Lo que parece no haber variado es que ellos siguen concentrándose más en el físico y nosotras en el respaldo económico y de poder cuando queremos relacionarnos a largo plazo.

Como es lógico, el afán por conseguir pareja con ciertos parámetros estimula una competencia entre los miembros del mismo sexo. La mayoría de las mujeres desea atraer a un hombre con una posición económica ventajosa y un halo de poder que le dé estatus y le pueda ofrecer comodidad y seguridad. Entre tanto, por lo general, los varones aspiran a encontrar una mujer hermosa porque mientras más bella sea su pareja, mayor será el reconocimiento que obtendrá de la sociedad. Nada más recuerda, ¿qué sucede cuando entra una pareja, hombre y mujer, a una habitación llena de gente? Pues los hombres la miran a ella y las mujeres también. Si la mujer tiene un físico agraciado, el hombre inmediatamente causa una buena impresión. No importa si éste es guapo o feo; eso es lo de menos. Por ello, no es gratuito que las mujeres consideremos nuestro físico como un activo para negociar un mejor trabajo, pertenecer a un grupo social más exclusivo y formar parte de una pareja que nos ofrezca un estilo de vida estable. "La belleza excepcional es un artículo de lujo que confiere estatus no sólo a la persona misma, sino también a sus amigos, parientes y colegas por asociación", afirma Catherine Hakim, autora de *Capital erótico*. Es el poder de fascinar a los demás. Las bonitas, entonces, parecen llevar la ventaja para atraer a un buen partido.

DESDE EL PRIMER SEGUNDO

Lo más extraño del asunto es que somos clasificadas como bellas o feas desde que nacemos. Se nos juzga en silencio en la cuna del hospital y se nos trata ya con privilegios si nos consideran hermosas. Hay investigaciones que han declarado en sus conclusiones que las mamás de niños bonitos son más cariñosas con ellos. Y si quieres verle el lado irónico, te va a intrigar saber que un bebé también descalifica a la gente poco agraciada físicamente y, en cambio, contempla y sonríe con mayor frecuencia a los más bellos.

La selección estética se aplica de lleno en el kínder o en la primaria, donde el niño es capaz de gozar de las mieles que le ofrece ser atractivo y elegir compañeros con esa misma cualidad. Claro que si, por el contrario, el mensaje de la sociedad es que su aspecto es ordinario o desagradable, está probado que comienza a marcarse una clara desventaja que dará como resultado que los maestros lo regañen más, le exijan por encima de los guapos y lo culpen de cualquier incidente que ocurra a su alrededor.

En ese proceso, el destino de las bonitas se ve perfilado como afortunado desde el inicio, pero se va convirtiendo en una ventaja temporal. O sea, es absolutamente correcto asumir que una mujer hermosa va a obtener mejores calificaciones, se verá menos involucrada en problemas en su etapa de estudiante y conseguirá posiciones más ventajosas en la empresa en donde forje su carrera. Después, sin embargo, habrá dificultades: envidias de las otras mujeres que en su camino al ascenso pueden obstaculizarla por celos.

Algunos hombres también constituyen un freno para las mujeres con un físico agraciado, pues puede que traten de abusar de su poder ante su belleza o las descalifiquen con cierta regularidad asumiendo que son tan tontas como hermosas. Según Deborah L. Rhode, autora de *The Beauty Bias: The Injustice of Appearance in Life and Law* (El sesgo de belleza: la injusticia de la apariencia en la vida y la ley), las chicas que no son atractivas están en desventaja en puestos dominados principalmente por mujeres, como el de recepcionista o secretaria, pues en esos trabajos, donde se espera contacto con el público, una chica guapa es muy valorada por su físico. Pero en niveles más altos, en áreas en las que laboran mayor cantidad de hombres, una mujer bonita o sexy es víctima del impacto que Rhode denomina como el *bloopsy effect*: o sea que su físico sugiere que ella es menos competente o posee menor habilidad intelectual. Las mujeres con pechos grandes, pone de ejemplo la autora, son consideradas menos inteligentes y eficientes que las demás. Las hermosas, por si fuera poco, frecuentemente son acusadas de haber llegado a sus puestos a cambio de favores sexuales, y no es raro que, dentro de su círculo de colegas, les exijan más para probar esa teoría como cierta. A las no atractivas, en cambio, se les percibe como más entregadas al puesto, desapasionadas en su vida personal y comprometidas con la empresa. En esta dinámica, los jefes y compañeros de trabajo, tanto de las feas como de las bonitas, no pueden o no saben otorgarles el mérito equivalente al de un varón profesional, constante y con empuje en su desempeño laboral, independientemente de su físico.

Las bonitas pueden llegar a la cima laboral o personal más rápidamente. Pero una falla en su desempeño puede hacer que su caída sea más fuerte y su fracaso muy severo.

La ironía de todo esto reside en que, por un lado, se afirma que las mujeres hermosas tienen grandes ventajas y, por el otro, se reconoce que su físico no lo es todo. En *Survival of the Prettiest. The Science of Beauty* (Supervivencia de la más bonita, la ciencia de la belleza), Nancy Etcoff dice que la belleza, de hecho, no trae la felicidad adjunta. Menciona que los psicólogos Ed Diener y David Myers pasaron mucho tiempo tratando de identificar lo que hace dichosas a las personas y su conclusión es que, en ocasiones, el ser hermosa puede hacer más feliz a una mujer que a otra, pero también la puede hacer sentir menos realizada. La felicidad, afirma Etcoff, tiene que ver con una satisfacción sentimental en su vida de pareja. Sin embargo, los estudiosos descubrieron que la verdadera plenitud está relacionada con cualidades como el optimismo, un sentido de control personal, una buena autoestima, la tolerancia ante la frustración y los sentimientos de seguridad gracias al afecto que recibe de otros.

En la misma línea, en el libro *Looks: Why They Matter More than You Ever Imagined* (Apariencia: por qué importa más de lo que pensabas), de Gordon Patzer, se menciona el estudio de mujeres reales que fue elaborado por la marca Dove, de Unilever, a través de la doctora Nancy Etcoff y Susie Orbach, en el que éstas concluyeron que las mujeres consideramos que la belleza es el resultado de cualidades y circunstancias: sentirse querida, realizar actividades que quieres hacer, tener una relación cercana, estar feliz, ser buena, tener confianza, vivir con dignidad y con humor. Dicho de otra manera, si la belleza no viene de dentro, un físico estupendo no es ni será nunca suficiente. De ahí que primero tengamos que cultivar nuestro mundo interior y aprender a ser felices; después, a ser guapas o atractivas.

¿BELLEZA ÚNICA?

Si antes imperaba una estética en particular, actualmente hemos llegado al punto en que no hay regla ni límites. La belleza no puede ser estereotipada ni puntualizada. El verdadero motivo de este cambio consiste en que una persona no se puede considerar hermosa sin que en ese término estén incluidos conceptos como seguridad, personalidad, refinamiento, estilo y encanto. Por lo tanto, estamos hablando de un conjunto de virtudes cuya combinación única no es repetible. Es decir, la belleza es original en cada mujer.

Así que podemos sentirnos agradecidas por lo que la genética nos brindó, pero eso ya no es suficiente. Si quieres ser hermosa, debes tomar un papel activo para lograrlo. Todo es cuestión de pulir tu belleza de dentro hacia fuera hasta que te sientas segura: gozar el proceso, estar relajada y no torturada por éste.

Sentirte bonita, guapa o atractiva no tiene nada que ver con estar sobreproducida: con demasiado maquillaje, un cuerpo hecho a base de cirugías o un pelo tieso de tanto spray. Todo lo contrario, ahora la belleza implica verte natural, casi sin esfuerzo, pero utilizando los mejores recursos para alguien que se conoce y se quiere.

El camino para encontrar tu atractivo es tan individual como tu propio físico. Para ti puede ser teñirte el pelo, usar ropa más ceñida y caminar sin arrastrar los pies, mientras que para otra chica quizá tenga que ver con quitarse los kilos de maquillaje que usa y que la hacen verse artificial o vulgar. Tú debes elegir lo que te hace sentirte y verte mejor, encontrar tu propio estilo y personalidad.

VARIEDAD Y CALIDAD

Si en su momento Helena Rubinstein dijo que no había mujeres feas, sino perezosas, hoy más que nunca esto es cierto. La tecnología está de nuestro lado y ahora es posible desde eliminar el vello de todo tu cuerpo, hasta poblar tu cabeza de pelo fuerte y brillante. Los tratamientos, los productos y los nuevos procedimientos y cirugías han puesto a la belleza como una meta alcanzable.

Algunos cambios externos tan superficiales como depilarte las cejas o tan rotundos como cambiar la forma de tu cuerpo pueden ser un excelente recurso para que te sientas atractiva. Pero hay infinidad de aspectos en los que puedes trabajar puliendo tu imagen, tu personalidad e incluso tu manera de ver la vida. Lo primero es empezar por desear sentirte hermosa, guapa o atractiva, después sigue informarte sobre tus opciones y, por último, mas no por ello menos importante, trazar tu camino para sentirte feliz con quien eres.

LA BELLEZA OBLIGADA

Si bien es cierto que un hombre atractivo tiene más ventajas que uno ordinario, las mujeres nos sentimos más responsables de nuestro físico. Somos nosotras las que nos sometemos, desde tiempos inmemoriales, a toda clase de torturas, tratamientos y hábitos con tal de mejorar nuestro aspecto.

Nos guste o no, a una mujer como Hillary Clinton se le juzga no sólo por su inteligencia y capacidad profesional, sino también por su corte de pelo y su ropa. Un hombre como Bill Clinton nos parece más interesante con su cabellera blanca y a su esposa no le perdonamos ni una cana. Es decir, nosotras nos ponemos mayor presión por lucir estupendas y se nos castiga de diferentes formas cuando no nos esmeramos lo suficiente. Hace poco pregunté a las chicas de mi equipo, en la revista *Glamour*, qué preferían, si ser ricas o bonitas. Todas contestaron que bonitas porque todo lo demás llega al tener un buen físico, dijeron. Pero esa insistencia por ser hermosas nos hace confrontar una realidad ambivalente: por un lado se espera que nosotras hagamos todo lo que está en nuestras manos para ser guapas y, por el otro, se nos acusa constantemente de ser superficiales y vanidosas.

Pero no se dejen engañar. Muchos de los que suelen juzgarnos como banales, por querer vernos y sentirnos más guapas y atractivas, manejan un auto alemán, escriben con una pluma suiza y no se aplican ninguna crema que no sea francesa. Todos, incluyendo a nuestros críticos, nos peinamos frente al espejo, nos subimos a la báscula y nos compramos ropa. La diferencia es que nosotras sabemos que sentirnos divinas requiere de trabajar con lo que tenemos y hacer que esto se vea y se sienta mejor, de dentro hacia fuera y, también, de fuera hacia dentro.

BONITA, GUAPA O ATRACTIVA: LA VERDADERA DIFERENCIA

Seamos realistas: no hay tantas mujeres bonitas en el mundo. Yo, por ejemplo, no lo soy. Pero desde pequeña supe que eso no era tan importante. Me lo enseñó mi mamá, que tampoco podría haber sido catalogada como una mujer perfecta porque no tenía un rostro simétrico ni cuerpo de modelo, pero fue una de las personas más guapas y atractivas que he conocido. Quien la vio, no olvida lo espectacular que era. Así que crecí con la certeza de que lo que mi mamá tenía, yo lo podía aprender, y hoy mi deseo es enseñártelo a ti.

El secreto, definitivamente, tiene que ver con sentirte bien contigo misma. Tengo una amiga, por ejemplo, que es una chica con mucha gracia, pero es ligeramente narigona para poder ser catalogada como bonita. No obstante, ella juraría que es la más hermosa de todas y lejos de parecer poco modesta, el solo hecho de que se sienta segura la hace verse muy guapa y atractiva. En mi grupo, otras amigas pueden tener un mejor look, pero nadie se desenvuelve con la soltura de ella, pues se siente feliz con lo que la naturaleza le dio.

Ser bonita consiste en tener un físico agradable a la vista. Muchos estudios han concluido que lo que la gente cataloga como un rostro bonito es aquel que tiene una simetría casi perfecta. Una piel tersa, unos ojos hermosos o la sonrisa de dientes parejos y blancos rodeada de labios suavemente carnosos ayudan a completar el cuadro. Lo curioso es que una bonita no siempre tiene el cuerpo que correspondería a la perfección de su cara. A veces sucede, pero frecuentemente el mundo se conforma con esa cara divina y puede darse el lujo de ignorar lo que hay del cuello para abajo.

Elizabeth Taylor fue considerada una mujer bonita toda su vida, aun cuando en su madurez subió mucho de peso. Pero, como dije antes, eso no pareció ser un elemento definitivo para que perdiera ese calificativo.

Cuando se trata de guapas, hay muchos elementos que se combinan. Quizá ni la cara ni el cuerpo sean tan armónicos, pero hay una carga de personalidad, una manera de conducirse, un esmero por su arreglo personal y un aplomo en su autoestima que hace que las guapas terminen por ser encantadoras.

Piensa en Julia Roberts que bonita, bonita no es. De hecho, si hubiera sido tu vecina hace unas décadas, quizá nunca hubieras imaginado que triunfaría en Hollywood. Sin embargo, ella se siente increíblemente confortable con su físico. Sabe que no hay duda de que el mundo entero la mira cuando sonríe.

En cambio, ser atractiva es una de esas cualidades que no siempre van ligadas al físico. Puede aplicarse a una persona que incluso esté en la frontera de lo feo, pero que tiene un mundo interior interesante, probablemente un sentido del humor fabuloso o una manera de moverse casi felina, pues logra captar miradas y atrapar corazones sin jamás ser catalogada como una mujer perfecta. Siempre incluyo a Coco Chanel en este último grupo. Con un rostro común y una figura que para la época era considerada excesivamente delgada, esta diseñadora supo sacarle brillo a su estilo, un talento que, sin duda, la hizo rica y famosa. Adoro ver sus fotos porque su manera de vestir y su fuerza de carácter opacan al resto de sus acompañantes en cada imagen. Eso es ser atractiva y no bromas.

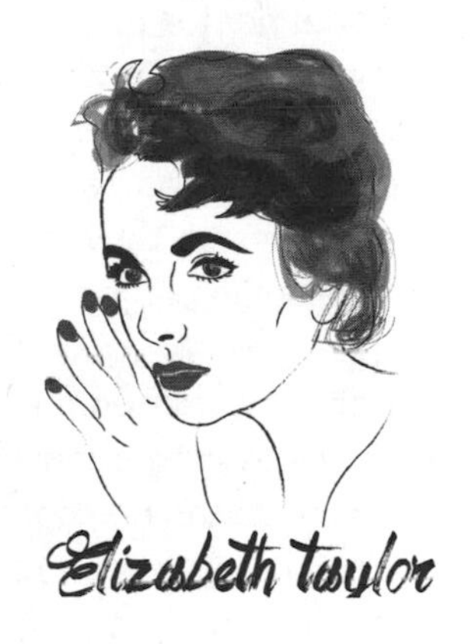

SER BONITA NO LO ES TODO

La bonita ha corrido con suerte. Así nació y sólo con su adorable físico ganará muchas batallas y conocerá un mundo más amable. Ella no hizo nada para merecer tantos privilegios, pero si es inteligente y hábil sabrá capitalizarlos y gozar la vida con la magnífica sonrisa que le otorgó la naturaleza.

La belleza afecta el comportamiento de los otros desde el inicio. No sólo los bebés prefieren a la gente linda, sino que también los adultos sienten debilidad por los infantes bonitos. Pero al crecer no disminuye la búsqueda por las personas que nos gustan ni tampoco nuestro ánimo por ser apreciados físicamente por los demás.

Sin embargo, poseer una fisionomía estética puede lo mismo ser la llave del éxito que el origen de una gran frustración porque ¿quién no ha conocido una mujer bonita que es como un pan sin sal? Tal vez sea divina, pero si no tiene una buena conversación provocará inmediatamente bostezos. Quizá sea tan presumida y egocéntrica que no quiera más que hablar de su belleza. O, simplemente, le falta ese enigma que hace que los otros tengan curiosidad de descubrir qué hay detrás de esa fachada tan hermosa.

"Yo no soy bonita ni lo quiero ser, porque las bonitas se echan a perder" es un dicho desgarrador porque supone que esas mujeres sólo tienen un físico agraciado, pero en el fondo están vacías. Para consuelo de las bonitas, podemos afirmar que ellas, a pesar de que al madurar muestran flacidez, arrugas y canas como el resto de los mortales, pueden seguir conservando la simetría de su rostro, por lo cual lucirán agraciadas, no obstante su vejez. Sin embargo, si han depositado toda su seguridad en sus atributos físicos, perderán mucho más que una anciana que sigue siendo atractiva o guapa. ¿Por qué? Pues porque la bonita se exige perfección y las arrugas van a hacer que se sienta insegura. En cambio, la autoestima de una mujer guapa o atractiva no depende de la perfección externa, y su aceptación ante el paso del tiempo puede vivirse como algo natural que incluso la haga llenar mejor sus propios zapatos.

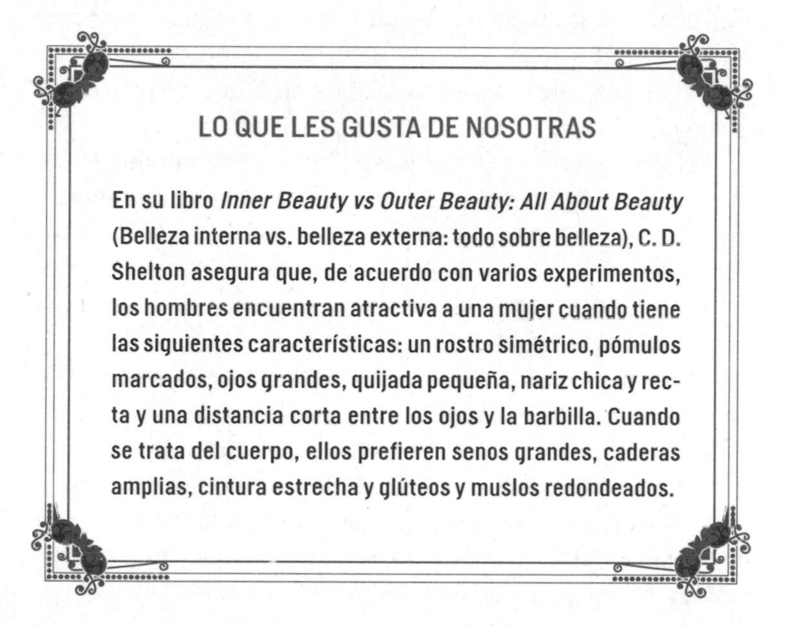

LO QUE LES GUSTA DE NOSOTRAS

En su libro *Inner Beauty vs Outer Beauty: All About Beauty* (Belleza interna vs. belleza externa: todo sobre belleza), C. D. Shelton asegura que, de acuerdo con varios experimentos, los hombres encuentran atractiva a una mujer cuando tiene las siguientes características: un rostro simétrico, pómulos marcados, ojos grandes, quijada pequeña, nariz chica y recta y una distancia corta entre los ojos y la barbilla. Cuando se trata del cuerpo, ellos prefieren senos grandes, caderas amplias, cintura estrecha y glúteos y muslos redondeados.

LA GUAPA QUE TODAS QUEREMOS SER

Siempre habrá alguien más hermosa que tú. No sólo eso: lamento decirte que hay millones de chicas con un cuerpo increíblemente bien formado, una cabellera divina y una sensualidad arrobadora que pasarán frente a ti. Así que hay que asumirlo y dejar a un lado esa competencia absurda y frustrante. Querer ser más bonita que todas sólo podrá convencerte de que no hay manera de lograrlo. Pero sentirte más segura que la mayoría (y desde luego más de lo que te sientes ahora) es la alternativa que te propongo.

Por eso yo, antes que desear ser bonita, quiero ser guapa. Aun si tuviera los rasgos perfectos para ser catalogada como hermosa, trataría de aprender a ser guapa porque la buena noticia es que, efectivamente, eso es algo que se puede adquirir y atesorar.

Pensemos en una mujer guapa, como Sofía Loren. Nadie duda que su figura sigue siendo espectacular hasta ahora y que su rostro es inigualable. Pero ¿es una mujer bonita? No. Ella no tiene facciones simétricas y su nariz siempre fue prominente. Lo que posee es ese halo de certeza de que ella es única, encantadora y feliz de ser quien es.

Todas hemos oído también las tristes historias de una Marilyn Monroe deprimida, adicta al alcohol y a los somníferos. Sabemos ahora que ella era amante del presidente John F. Kennedy, que deseaba acabar con la familia que ocupaba la Casa Blanca, y se dice que con ese propósito llamó a Jacqueline para revelarle la infidelidad de su esposo. Una mujer como Marilyn se antoja irresistible. Jacqueline no parecía tener posibilidad de ganar ante esa diosa de las curvas, los párpados sensualmente entreabiertos y la sonrisa que ha trascendido las décadas como la más icónica y sexy de todos los tiempos. Pero Jackie fue una mujer increíblemente completa: guapa, culta, inteligente, enigmática, carismática y muy valiente. Así que esa llamada no hubiera salido a la luz pública, ni hubiera hecho ningún daño, si no fuera por el trágico desenlace de la actriz. No dudo que la primera dama hubiera terminado el periodo presidencial al lado de su esposo e hijos, de haber sobrevivido Kennedy.

¿De qué sirve tenerlo todo, como Marilyn, si no lo sabes valorar? La clave para ser feliz, dice Nancy Etcoff, está en ser capaz de cancelar la actitud de más-es-mejor para apreciar y agradecer lo que posees. Una persona infeliz e insegura no puede sentirse dichosa con su suerte, menos aún sacarle provecho. En cambio, asegura Ed Diener, una mujer que es feliz suele pensar que es más atractiva de lo que realmente es y, por lo tanto, lo proyecta.

SER ATRACTIVA TIENE GRAN MÉRITO

Si parece complicado aprender a ser guapa, resulta mucho más enigmático el camino para ser atractiva. Aunque lo mejor de esta cualidad es que no requiere de belleza física. Si la guapa no es perfecta, pero tiene un aspecto agraciado, la atractiva puede ser francamente ordinaria y aun así lucir extraordinaria.

"El atractivo —dice Hakim— es algo adquirido, como ilustra la *belle* o *jolie laide*. El concepto francés de la *belle laide* designa a una mujer fea que se vuelve atractiva gracias al acierto con que cuida su imagen y su estilo."

Con anterioridad hemos visto que una mujer bonita puede ser también guapa y atractiva. Las diosas de Hollywood son muestra de ello. No obstante, hay casos en los que la balanza se inclina hacia un físico desfavorecido por la naturaleza y una personalidad enriquecida por una vida interior estimulante.

El mejor ejemplo de una mujer atractiva, sin un aspecto estéticamente agradable, es Diana Vreeland, quien fue editora de *Harper's Bazaar*, directora editorial de *Vogue* y la más célebre consultora del Costume Institute en el Museo Metropolitano de Arte, en Nueva York. En la película *Diana Vreeland. The*

Eye Has to Travel (Diana Vreeland, el ojo tiene que viajar), ella misma relata que su mamá le dijo que era una lástima que no fuera bonita como su hermana, una afirmación que la marcó de por vida. Un vistazo a las fotos de esta famosa editora bastaría para convencerte de que su madre no mintió (aunque debió haberlo hecho o, al menos, guardar silencio). Diana era, a todas luces, francamente fea. Pero mediante el uso adecuado de la ropa y los accesorios, logró cautivar la mirada de la industria de la moda. Mas fueron su inaudita inteligencia y personalidad poderosa las que conquistaron al mundo entero. Y yo no puedo más que preguntar, ¿quién ha oído hablar de la hermosa hermana de Diana Vreeland? ¡Nadie!

UN AIRE SEXY QUE SE PERCIBE

Mucho hay de primitivo en la seducción. Ya vimos que las curvas en un cuerpo femenino sugirieron por siglos el don de la fertilidad. Desmond Morris afirmó, en su libro *El mono desnudo*, que las mujeres nos pintamos los labios de rojo, emulando la excitación de nuestros labios vaginales, con la intención de atraer a los hombres.

Hakim en su libro ha definido como capital erótico la combinación que mezcla belleza, atractivo sexual, cuidado de la imagen, vitalidad, encanto, aptitudes sociales y competencia sexual, que resultan sumamente atractivos para el sexo opuesto. Sin embargo, la autora ratifica que el atractivo sexual suele consolidarse en la forma de moverse, hablar y actuar. No es difícil, entonces, adivinar que hay que ver a la persona para poder calificarla como sexy. El capital erótico femenino, además, afirma Hakim, tiene un mayor valor porque los hombres suelen tener más deseo sexual que las chicas. El principio del menor interés da ventaja a las mujeres en la negociación sexual y las relaciones privadas, confirma la autora.

Empecemos por reconocer que hay mayor demanda masculina por la actividad sexual y que también ellos, generalmente, son más visuales que nosotras, por lo que reaccionan a estímulos inmediatamente y pueden desarrollar obsesiones con las mujeres que les despiertan la imaginación y el sentido lúdico, ya sea en un nivel superficial o en una relación sentimental.

La mujer sexy, por su lado, sabe que su modo de caminar atrae miradas. La manera como sonríe, se toca el pelo o se acomoda la blusa son las señales de que está luciéndose frente a un hombre. Sabe jugar a la presa, incitar un encuentro y despertar fantasías al por mayor.

Según Hakim, la sexualidad se convierte en un recurso femenino valioso en la relación de pareja. Ellos quieren más sexo y ellas procuran dosificarlo, tomando decisiones sobre los contactos sexuales. Siempre son un intercambio, confirma la autora. Los hombres dan a las mujeres regalos materiales, respeto y consideración, compromiso con una relación, ocio u otros servicios, a cambio del acceso sexual.

En privado, la mujer sexy maneja bien su energía sexual, sabe que su cuerpo es su mejor arma de placer y suele darse libertades para explorar y jugar con su pareja. Sentirse poderosa en la cama sólo la hace más segura, y esta certeza que le da ser una diosa del amor carnal la lleva a caminar con más cadencia, como llamando a los machos del mundo para que la admiren y la deseen.

Si, además de lo anterior, la mujer sexy es guapa, bonita o atractiva, va a desarrollar más habilidad social. No es difícil entender que ellas siempre tienen pareja y, por sus múltiples experiencias, se han ido capacitando para sostener relaciones sexuales plenas.

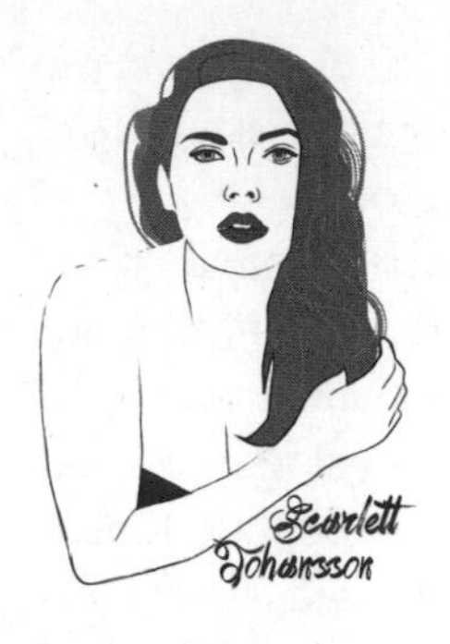

Scarlett Johansson es bonita, guapa, atractiva y rabiosamente sexy. Ella tuvo curvas muy marcadas y después perdió peso, pero su físico jamás puso en riesgo su reinado en las fantasías masculinas porque lo suyo va más allá del simple cuerpo.

EL REGRESO DE LO SEXY

En un mundo donde las supermodelos se habían convertido en celebridades y el glamour se transformó en un gran negocio para ellas no tardó en llegar la contraparte: comenzaron a desfilar y a aparecer en las campañas publicitarias una serie de mujeres extremadamente delgadas con aspecto enfermizo, quienes representaron el movimiento en la moda denominado *heroin chic*. Hasta que se impusieron la salud y el deseo con la entrada triunfal de la modelo brasileña Gisele Bündchen, y el mundo no volvió a ser igual. Esta modelo se jacta de ser la mejor pagada en el planeta, y es que su extraordinaria figura se complementa con la seguridad que irradia al posar. Se sabe sexy, se ve absolutamente femenina e invita a pecar. Pero no tiene ni un gramo de vulgaridad en su actitud o su aspecto. Todo lo contario, es gracia pura, posee esa misteriosa virtud que todas deseamos conseguir.

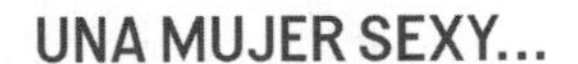

UNA MUJER SEXY...

- **Disfruta de mover su cuerpo femeninamente.**
- **Conoce el poder que tiene ser sexy.**
- **Se comporta como presa, pero sabe cazar.**
- **Puede darse el lujo de ser lúdica con sus pensamientos y actitudes.**
- **Entiende que lleva la ventaja en el juego de acceder a tener sexo.**

ESE *JE NE SAIS QUOI* DE LA FEA GUSTADORA

"Para ser insustituible una debe ser diferente."
COCO CHANEL, DISEÑADORA DE MODA

Hemos visto que la bonita tiene cara estética (y a veces también cuerpo). La guapa no goza de un físico tan privilegiado, pero sus cualidades tienen más que ver con una gran seguridad y el cuidado que le ha puesto a su persona. La atractiva puede rayar en lo feo, pero a ella la destaca su mundo interior. A la sexy la caracteriza una forma de moverse que provoca suspiros (y seguramente muchas fantasías). Pero ¿qué puede poseer esta chica que no parecería pertenecer a ninguno de estos grupos y que, sin embargo, siempre tiene novio, la adora su marido o hace latir el corazón de su ex?

La respuesta: su encanto. A veces eso viene en un paquete de gran sentido del humor. Otras, es ese don de gentes que logra con calidez ablandar los estándares de belleza del más exigente. El caso es que esta chica se ha esmerado por forjar una manera de ser muy sociable. Es muy carismática, tiene una buena conversación y una actitud positiva ante la vida. Irradia una luz interior que salta a la vista cuando sonríe, hace una broma o te saluda, lo que la vuelve adorable. Se nota que está contenta y que ha colocado todos sus esfuerzos en pasarla bien, por lo que su físico no constituye ningún impedimento.

Wallis Simpson fue una mujer que rompió mitos y logró lo que nadie: que el rey de Inglaterra abdicara para poder casarse con ella. El mundo debe de haber pensado que ese hombre estaba loco porque esa socialité estadunidense, divorciada por segunda vez, ni siquiera era bonita. Sin embargo, nadie pudo objetar que era una de las mujeres más elegantes de su época. Como fuera, resultaba evidente que el duque de Windsor encontró en ella algo más profundo y trascendente.

En la sangre real inglesa debe de haber un gen cuya debilidad es amar a las mujeres con una belleza poco convencional. Como ejemplo está también el príncipe de Gales, quien, si bien no tuvo el valor de enfrentar a la crítica, romper las reglas y poner en peligro a la Corona, como lo hizo en su momento su tío abuelo, terminó casado con el amor de su vida, Camilla Parker-Bowles, quien fue odiada por el pueblo británico por haber sido la amante de Carlos durante su matrimonio con lady Diana Spencer. Parte del resentimiento se debía, desde luego, a que Diana se había convertido ya en un ídolo para el mundo entero. Pero no ayudó nada que Parker-Bowles no fuera hermosa ni elegante. Frente a una persona que venció tantas inseguridades, se sobrepuso ante su propia timidez y logró convertirse en un icono de la moda, como sucedió con

Lady Di, no queda claro qué pudo fascinar tanto al heredero de la Corona de una señora casada, desarreglada y francamente poco agraciada como Parker-Bowles. Sin embargo, a él se le ve feliz y orgulloso junto a ella. Mil veces más contento que cuando tuvo a la esposa ideal a su lado.

¿Quién no quiere estar con una persona feliz, detallista, cariñosa, solidaria y simpática? ¿Por qué no enamorarse de una mujer inteligente o elegante, en lugar de hermosa? Con una buena suma de virtudes, es obvio que el físico se convierte en un accesorio secundario. Incluso, puede que esta chica no se maquille perfectamente o que su ropa no sea lo último en la moda, pero si luce pulcra y bien puesta ya dio el primer paso para poder ser encantadoramente atractiva.

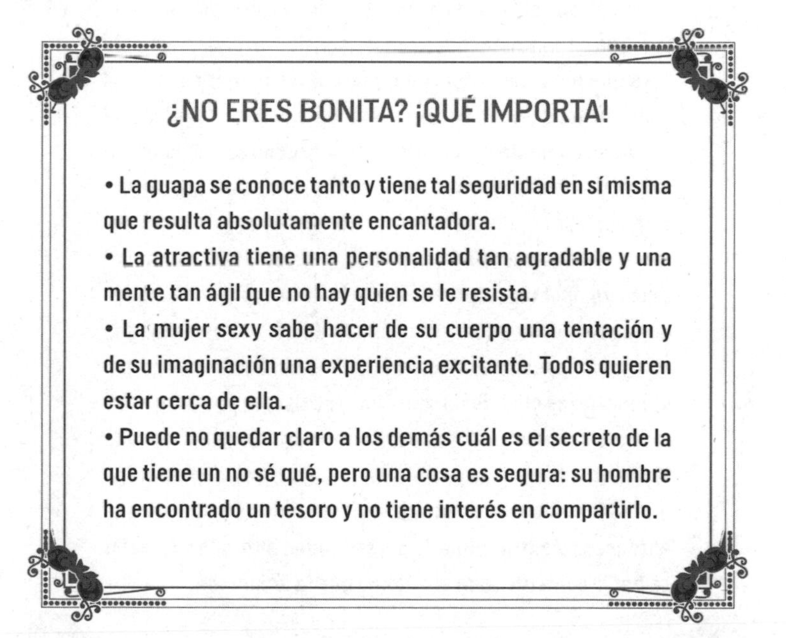

¿NO ERES BONITA? ¡QUÉ IMPORTA!

- **La guapa se conoce tanto y tiene tal seguridad en sí misma que resulta absolutamente encantadora.**
- **La atractiva tiene una personalidad tan agradable y una mente tan ágil que no hay quien se le resista.**
- **La mujer sexy sabe hacer de su cuerpo una tentación y de su imaginación una experiencia excitante. Todos quieren estar cerca de ella.**
- **Puede no quedar claro a los demás cuál es el secreto de la que tiene un no sé qué, pero una cosa es segura: su hombre ha encontrado un tesoro y no tiene interés en compartirlo.**

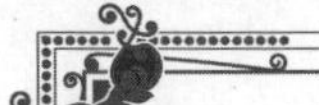

EL TRIUNFO DE LA FEA

Muchas mujeres anónimas lo han logrado, pero sin duda una estrella que se ha coronado como triunfadora en la conquista del mundo con un físico poco agraciado es Barbra Streisand. En un ámbito en donde el físico puede llevarte a la cima o jamás darte la oportunidad de pasar del coro, esta mujer con ojos cruzados, nariz protagónica en forma de gancho y una voz nasal con acento marcado de Brooklyn se ganó a la audiencia por su valentía y convicción. Con esa cara y esa voz ha logrado cada uno de sus sueños, dejando atrás la infancia en la que padeció el rechazo de su madre y el abuso constante de su padrastro que la calificaba de horrenda. Después tuvo que librar los cientos de miles de comentarios crueles sobre su antiestético perfil o el estrabismo de su mirada. Ella se sobrepuso ante los productores y directores que la eliminaban del casting para obras de teatro, películas, conciertos o shows por ser demasiado fea. No obstante, Streisand demostró que la voluntad trasciende al físico y que una mujer puede romper todos los mitos de la belleza con tenacidad, seguridad y mucho trabajo de calidad. Alguna vez escuché que ella sabía que sus manos eran lo más bonito de su cuerpo, por lo que las cuidaba muchísimo y se aseguraba de moverlas graciosamente para que la gente las mirara, distrayendo la atención de su cara. Pero en cuanto Streisand cantaba o actuaba, las manos pasaban a segundo término porque entonces su extraordinaria personalidad afloraba y su valor se hacía evidente para el público que la aclamaba.

¿SE PUEDE TODO?

Es lógico que nos remitamos a los ejemplos de las grandes luminarias del cine: Audrey Hepburn, Grace Kelly, Scarlett Johansson, Natalie Portman o Charlize Theron, mujeres que lo tienen todo y que se antojan inalcanzables. Pero, a pesar de que pondré ejemplos de muchas estrellas de cine, televisión, música y alguna que otra modelo o socialité, te invito a que ellas sean sólo una referencia lejana y, como tal, no las compares contigo.

Desde hoy debes dejar de medirte con otras mujeres. En cambio, debes concentrarte en tu propio proyecto, que es encontrar tu belleza, saberla apreciar y hacer de ella una herramienta de poder. En este proceso debes divertirte y buscar los productos, tratamientos, técnicas y recursos que te harán sentir bien. Piensa que descubrir tu hermosura tiene que ver con resaltar lo mejor de ti y sentirte feliz con ello.

Ser bonita, guapa o atractiva será el resultado después de haber trabajado en tus potencialidades y haberlas pulido al máximo. Sabrás apreciar tu individualidad y hacer de ella tu mejor atributo. Te encontrarás en un sitio de paz, en el que no importa qué tan divina sea la mujer de enfrente, para ti ella no representará un peligro. Vivirás en un equilibrio constante entre lo bella que serás por dentro y por fuera, entre la armonía y la energía vital que te harán ir en busca de tus sueños.

DIFERENTE CLASIFICACIÓN

En un episodio de la serie de televisión *NewsRadio*, Beth se sienta en el escritorio de Lisa (quien acaba de ganar un premio a la más linda entre sus colegas) y le describe la diferencia entre ser bonita o ser linda como sigue:

Lisa: Ok, mira, yo no pedí el estúpido premio.

Beth: Si yo fuera tú, también estaría molesta. En serio, tú ¿linda? ¡Por favor!

Lisa: No soy totalmente no-linda. Yo... Yo... ¿Por qué estás siendo tan desagradable con esto?

Beth: No estoy siendo desagradable. Tú eres bonita. De hecho, eres muy bonita. Pero linda, no lo creo.

Lisa: Bueno, no sabía que había diferencia.

Beth: Claro que hay diferencia. Bonita significa bonita. Linda significa bonita, pero chaparra y/o hiperactiva, como yo.

Lisa: Ajá. ¿Qué es bella?

Beth: Bella significa bonita y alta.

Lisa: ¿Maravillosa?

Beth: Bonita con un pelo divino.

Lisa: ¿Atractiva?

Beth: Bonita con una nariz grande.

Lisa: Ok, estás inventando esto.

Beth: Eso es ridículo, ¿para qué habría de inventarlo?

Lisa: ¿Voluptuosa?

Beth: Bonita y gorda.

Lisa: ¿Sexy?

Beth: Bonita y fácil.

Lisa: ¿Exótica?

Beth: Fea.

(Éste es el enlace, por si quieres ver la escena: bit.ly/1lQ4m3p.)

PROFESIONAL Y HERMOSA

¿Cuántas veces has escuchado que tus colegas o amigas dicen que cierta mujer bonita ha alcanzado el éxito porque seguramente tuvo relaciones sexuales con su superior? Cuando oigo este tipo de rumores, siempre les digo que nosotras no podemos hacer ese tipo de comentarios sobre otras personas de nuestro mismo sexo porque eso significa asumir que no tenemos inteligencia o talento, sino sólo nuestro físico. Hay mujeres hermosas absolutamente capaces de llegar a los puestos más altos con méritos propios, tal como sucede con los hombres. De la misma manera, hay mujeres que no son bonitas y han logrado una carrera exitosa, una relación de pareja envidiable y una autoestima admirable. Sin duda, a las que no tienen esa belleza indiscutible les queda trabajar para sentirse seguras de sí mismas en un mundo que es como un casting constante. Así que si no naciste bonita, no te preocupes, en este libro aprenderás a ser guapa, atractiva y, lo más importante, a valorarte porque eres formidable.

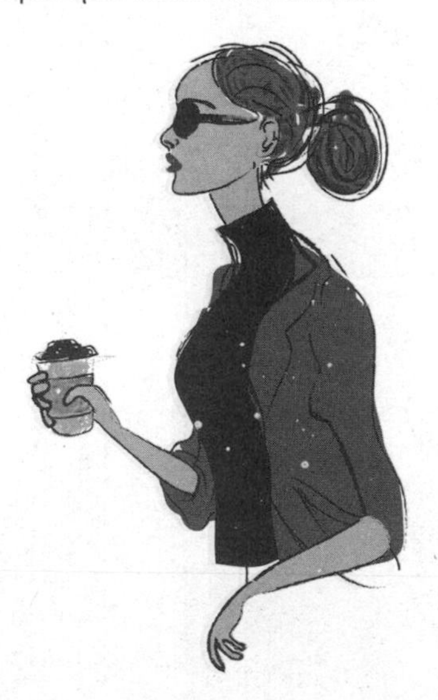

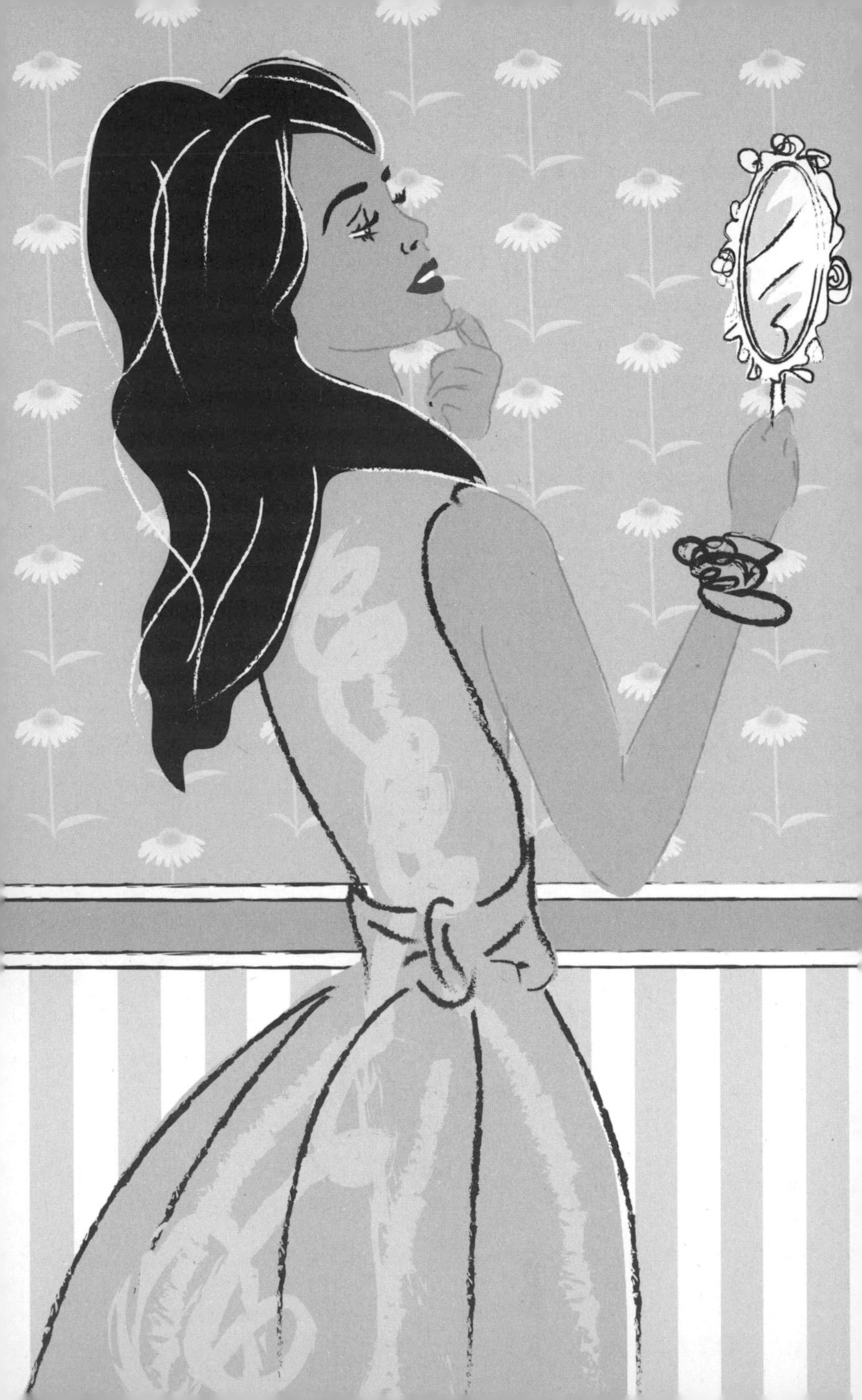

2

APRENDE A SER GUAPA Y ATRACTIVA

Un estudio efectuado en 2013 por la marca Dove afirma que 54% de las mujeres aceptan que cuando se trata de su físico ellas mismas son su más duro crítico de belleza. Peor aún, según esa misma investigación, sólo 4% de la población femenina se considera hermosa, y eso ya es un adelanto, pues en 2004 sólo 2% se reconocía así. Para probar que las chicas suelen imaginarse menos atractivas, en un dramático video, esta misma marca le pidió a un grupo de mujeres que se describieran físicamente mientras un artista forense las dibujaba sin verlas. Después, una persona, que había observado a cada una de ellas, las describía al mismo artista. Al final del experimento, las mujeres veían ambos dibujos y podían comparar lo que ellas pensaban de sí mismas y lo que realmente veían los demás. En el dibujo descrito por un desconocido era evidente el parecido, mientras que en el que ellas hablaban de su físico se mostraba a una mujer considerablemente menos atractiva. El contraste fue muy evidente para todas las participantes en el estudio.

Lo cierto es que nosotras vivimos con nuestro más crítico enemigo: nuestra voz interior. Pero no es suficiente con esforzarnos por acallar nuestras propias opiniones destructivas.

También es preciso que dejemos de escuchar las críticas de los demás y de opinar negativamente sobre el resto del mundo.

Una amiga mía se sorprende cada vez que digo que algo se me ve bien. La frase puede ir más o menos así: "Me voy a comprar la blusa morada porque este color me queda fantástico", y la reacción de ella es como si hubiera dicho algo políticamente incorrecto. Si en cambio afirmara que el morado se me ve horrible, difícilmente le parecería extraño. No es raro (ni nadie nos cuestiona) que nosotras hagamos comentarios como: "Con esto me veo gorda", "Parezco un payaso", etcétera, ya sea porque lo creamos así o porque nos tiramos para que alguien nos levante al desmentirnos diciendo: "No es cierto, te ves muy delgada" o "¡Claro que no!, luces muy guapa". Rompe esas reglas absurdas de comportamiento y date la oportunidad de decir, en voz alta, que hay cosas que te van de maravilla. En el fondo, la mejor manera de empezar es por lo básico: concéntrate en ti misma y trabaja por ti y para ti. Ignora la presión exterior y canaliza la interior para pulir tu belleza. Ya después el mundo lo notará.

PRIMERO LO PRIMERO: EL CUIDADO PERSONAL

"El amor propio no es un pecado tan vil como el descuido personal".

SHAKESPEARE, *HENRY V*

Cuando empecé a leer el libro *The Beauty Bias: The Injustice of Appearance in Life and Law*, me cautivó la motivación de su autora, Deborah L. Rhode, para escribirlo. Ella empieza su prólogo citando a la feminista Susan Brownmiller, quien preguntaba: "¿Quién dice que la ropa expresa algo?". A lo que Rhode responde de modo contundente: "La ropa no se calla nunca, lo mismo que el peso, el peinado, el maquillaje y todo aquello que tiene que ver con las elecciones de arreglo personal". Sabe bien de lo que habla, pues su carrera ascendente la confrontó con un secreto a voces: ella no se arreglaba a la altura de su puesto. Si bien ya en la universidad Rhode había notado que carecía del talento para vestirse, no fue sino hasta que sus colegas la pusieron contra la pared que decidió contratar a especialistas en coordinación de moda y diseño de imagen. Así adquirió un look acorde con su profesionalismo y con la autoridad del puesto que ostentaba.

Lo que el ejemplo de Rhode deja claro es que no importa lo inteligente y capaz que sea una mujer; ésta no alcanza la plenitud de su éxito si su cuidado personal no la distingue como una mujer de alta autoestima porque, por raro que parezca, la seguridad de una persona se trasparenta cuando luce atractiva y esmerada en su arreglo.

EMPEZAR POR EL PRINCIPIO

Lo más básico e indispensable en el cuidado personal es la pulcritud. Verte limpia, cuidada, oler rico y tener el pelo, las uñas, la ropa o los zapatos en buen estado. Esto se dice fácil, pero incluso cuando la limpieza no es un problema puede parecerlo si hacemos elecciones incorrectas, como un mal corte de pelo, por ejemplo, o el descuido en detalles como no planchar la ropa o no traer bien lustrados los zapatos.

Para lucir pulcra, se necesita limpieza y cuidado personal. Se requiere que te levantes un poco más temprano para lavarte y secarte el pelo o para coser bien el botón que está flojo en el suéter que vas a llevar puesto durante el día. No todo el mundo quiere dedicar tiempo o sacrificar sueño por este tipo de detalles. Sin embargo, el precio que se paga por dormir 15 minutos más es alto y puede traducirse en que te nieguen un ascenso, que tu pretendiente pierda interés en ti o, peor aún, que acabes sintiéndote inferior al resto de las mujeres que te rodean.

No caigas en la tentación de apostar por "consentirte" y en su lugar acabes boicoteándote. Piensa que así como a ti te parece que una persona que se esmera en verse bien se siente segura y orgullosa de sí misma, tú puedes hacer lo mismo y experimentar esa gran satisfacción. De hecho, los beneficios no tardarán en llegar.

EL LENGUAJE CORPORAL NO GUARDA SILENCIO

Éste parece silencioso, pero dice mucho de ti. De hecho, en todo momento se entabla una comunicación entre tu comportamiento no verbal y las personas que te observan. Tan importante es lo que el cuerpo expresa que hay especialistas en comunicación no verbal que intervienen en juicios para leer los mensajes silenciosos del cuerpo, con los que se puede tratar de corroborar la culpabilidad o la inocencia de una persona que testifica sobre un crimen.

Amy Cuddy, en su conferencia "Your Body Language Shapes Who You Are" (El lenguaje de tu cuerpo moldea quién eres), en uno de los episodios de Ted Talks, habla de que somos los primeros en asumir lo que nuestro cuerpo nos dicta. Ella hace referencia a que expandirnos físicamente, en lugar de contraernos y hacernos más pequeños o autoprotectores, da un mensaje de poder a los demás y, lo más importante, a nosotros mismos. Cuddy llevó a cabo un experimento con algunos de sus alumnos que cruzaban sus brazos casi hasta desaparecer. Les propuso que fingieran el papel de poderosos alargando sus extremidades para parecer más dominantes. Cuddy sugiere lo siguiente: "*fake it until you make it*" (fingir hasta lograrlo). Lo que trataba de comprobar era no sólo que el lenguaje corporal habla de cómo nos sentimos, sino que también el mismo mensaje no verbal puede producirse artificialmente y darnos la sensación de que el poder existe.

Al posar como una persona poderosa: poniendo los brazos en jarra, abriendo las piernas, pasando los brazos por los respaldos de las sillas vecinas, etcétera, se puede lograr aumentar nuestra testosterona (la hormona que genera poder) y reducir la cantidad de cortisol, que nos genera estrés. "Nuestros cuerpos

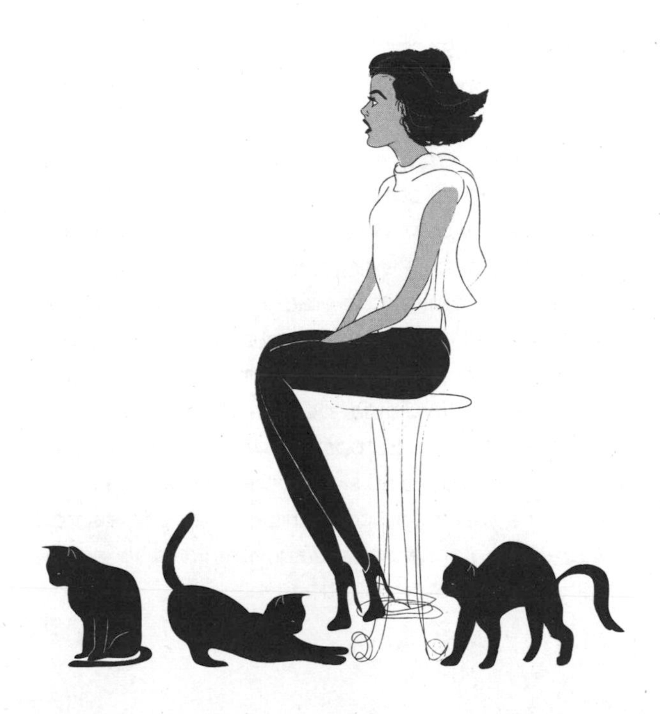

pueden cambiar nuestras mentes", dice la investigadora, es decir, al adoptar una postura expansiva podemos llegar a sentirnos genuinamente poderosos. Por eso, Cuddy recomienda que antes de una entrevista de trabajo, una discusión con tu pareja o cualquier episodio en el que tengas que interactuar con alguien y te sientas estresada y vulnerable, intentes hacer unas poses poderosas (expandiendo tu cuerpo) en un lugar privado, para bajar el cortisol y aumentar la sensación de fortaleza. Pero, al final, lo más importante es "fingir no hasta lograrlo, sino hasta que realmente lo seas", cuando ese poder y esa seguridad te acompañen como parte de tu esencia.

El video en el que Cuddy explica todo con detalle es increíblemente conmovedor, además de revelador. Búscalo en: bit.ly/1jPni4S.

MOVERTE ES EXPRESARTE

Las mujeres y los hombres no tenemos el mismo gusto cuando se trata de calificar el atractivo de una chica. Pero si bien es cierto que ellos son más visuales que nosotras —habría que añadir que su juicio va a estar cargado por una buena dosis de sexualidad—, hay cosas en las que sí estamos de acuerdo, como lo que esa persona expresa no verbalmente.

Una mujer que camina con gracia y seguridad (cabeza erguida, hombros echados ligeramente hacia atrás, pero relajados, cadera con un rítmico movimiento y pasos firmes) inmediatamente es percibida, por los dos sexos, como una chica elegante y exitosa. Su postura derecha y con la cabeza en alto, la manera en que se sienta, con la espalda recta y los brazos relajados y el modo como mueve las manos con gran desenvoltura al hablar hacen que su feminidad se exalte, aflore su seguridad y aumente su atractivo.

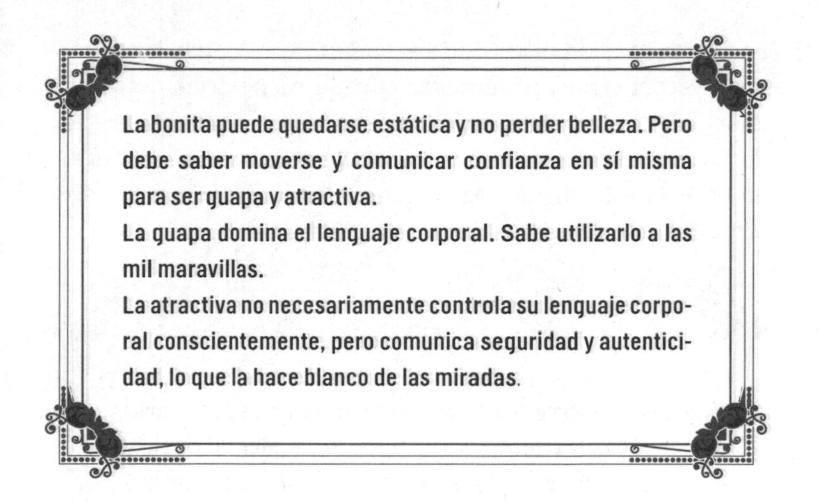

La bonita puede quedarse estática y no perder belleza. Pero debe saber moverse y comunicar confianza en sí misma para ser guapa y atractiva.
La guapa domina el lenguaje corporal. Sabe utilizarlo a las mil maravillas.
La atractiva no necesariamente controla su lenguaje corporal conscientemente, pero comunica seguridad y autenticidad, lo que la hace blanco de las miradas.

CUIDA TU CUERPO Y LO QUE DICE

Joe Navarro, agente especial del FBI y autor de diversas publicaciones sobre comunicación no verbal, pone un ejemplo perfecto en el libro *Body Language Essentials* (Fundamentos del lenguaje corporal). Él habla de lo que sucede cuando tienes que elegir un banco entre muchos que ofrecen los mismos servicios. La proximidad es un factor clave, según el autor, pero si hay dos o tres sucursales en las contraesquinas de una calle, aspectos como "una linda entrada, vidrios limpios, un exterior bien arreglado, incluyendo los arbustos, y un estacionamiento amplio nos ayudarán a decidir". La pregunta es obligada. "¿Por qué querrías tener tu dinero en un banco en el que la pintura está maltratada, los vidrios están sucios, hay basura en las jardineras y los arbustos no han sido cortados en meses?", comenta Navarro. "¿Cómo podrías confiar tu dinero a alguien que no se cuida a sí mismo? Ellos, desde luego, no van a cuidar de ti", concluye contundente el agente.

Esta descripción del banco me parece acertada para hacer una comparación y explicar cómo te ven los demás. Si te cuidas, te desenvuelves con seguridad y eres capaz de expresarte verbal y no verbalmente como una persona confiable, es seguro que atraerás a personas, puestos y situaciones positivos. En cambio, si eres como el banco que luce descuidado, será muy difícil que alguien considere que puedes hacerte cargo de un empleo, una responsabilidad o una relación.

EVITA

Algunos movimientos inconscientes dicen cosas de ti, como:

- **Cuando alzas los hombros, sumes la cabeza y tu cuello queda escondido, se entiende que no tienes confianza, eres insegura, ansiosa o algo te preocupa.**
- **Sentarte encorvada, con los brazos cubriendo parte de tu cuerpo y haciendo movimientos mínimos habla de que quieres pasar inadvertida.**
- **Arrastrar los pies cuando caminas o andar con la cabeza gacha y la espalda curva denota inseguridad y que te das por derrotada.**
- **Dar la espalda o girar el cuerpo sutilmente para que el vientre no esté de frente a la otra persona se interpreta como rechazo.**
- **Cuando no miras a los ojos (en nuestra cultura) parece que estás ocultando algo.**
- **Saludar con un apretón de manos débil muestra que te sientes inferior.**
- **Frotarte las manos suele identificarse con un nerviosismo total.**
- **Usar el celular mientras estás con alguien significa que tienes asuntos y personas más importantes a quienes atender que no están presentes en ese momento.**

TODO ESTÁ EN TU AUTOIMAGEN

Una autoimagen acorde con quien eres es un buen principio para desarrollar una sólida seguridad y, al final, una mayor aceptación de ti misma. Este proceso no sucede nada más porque sí, sino que tiene que ver con la unión de compasión y realismo que lleva a que, en lugar de recriminarte, puedas sumar lo bueno y construir algo mejor de ti. Eso significa olvidar los estereotipos de belleza, inteligencia y felicidad que te has creado o te han impuesto. A cambio de eso, debes centrarte en lo que eres, lo que amas y lo que realmente deseas.

CUANDO EL CULPABLE ES EL PESO

Algunas veces es posible que tu autocrítica te lleve a comer de más, por lo cual te sientes deprimida. También puedes irte al extremo y limitarte a comer lo básico para mantener tu cuerpo en pie, con lo que puedes poner tu vida en peligro.

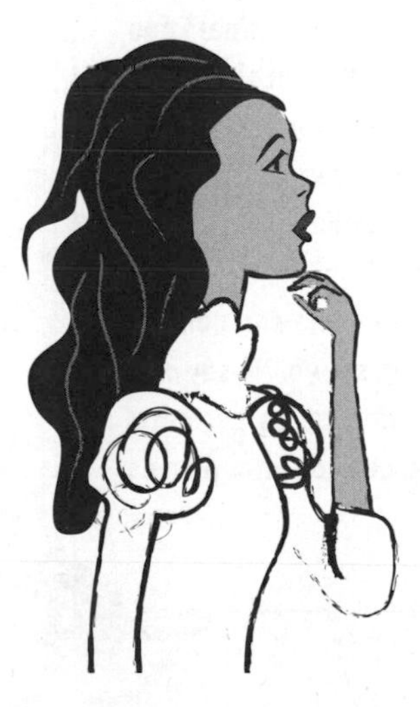

De hecho, la anorexia, que es como se llama la enfermedad en la que una persona tiene una imagen distorsionada de sí misma y restringe su alimentación al mínimo para ser delgada, es uno de los desórdenes que provoca más suicidios (involuntarios) entre las mujeres. Pero la bulimia y otros desórdenes alimenticios, como la obesidad, suelen tener como raíz una imagen pobre o equivocada, que nacen cuando una persona se siente insuficiente y poco apreciada.

DE FRUSTRADA A POLICÍA

Pocas personas han dado un giro tan marcado frente a la vida y a las cámaras como la actriz, cantante y presentadora inglesa Kelly Osbourne. La hija de Ozzy y Sharon ha tenido que crecer con la sádica presencia de los paparazzi, por lo que ha sido objeto de críticas devastadoras en cadena nacional. Que estaba gorda, que vestía mal, que tenía malas compañías, decían de ella. Pero le llegó la hora de la venganza y no pudo elegir mejor situación para reír al último que como una de las integrantes del programa *Fashion Police* opinar como experta en moda e imagen.

Oh, yes! Pero ella jamás hubiera podido llegar a desarrollar ese papel con autoridad si no fuera porque se reinventó a sí misma. No sólo perdió más de 30 kilos haciendo ejercicio y con una dieta saludable, según ella misma declaró, sino que también se tiñó el pelo de lila y encontró un estilo propio, y por demás original, de vestir. "No me comparo con nadie más" —dijo a la revista *Self*—. "Está bien sentir una envidia saludable y admirar a alguien para ponerte metas, pero tienes que darte cuenta de que nunca vas a ser exactamente esa persona. Desear ser Angelina Jolie o J. Lo no va a cambiar el hecho de que no eres ellas."

Osbourne ha tenido que enfrentar el espejo con compasión y realismo. "La única que puedo ser, soy yo. No soy perfecta. Cometo errores. Y mi cuerpo tampoco es perfecto, pero lo amo. Nunca seré perfecta y no quiero serlo. ¡Eso es muy aburrido!"

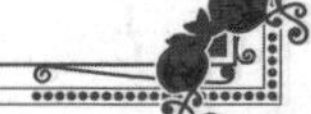

DESHAZTE DE LA MADRASTRA QUE LLEVAS DENTRO

Es esa mirada muy crítica ante tu propio espejo. Prohibirte, castigarte, no darte oportunidades y cerrarte toda esperanza es lo que hace esa madrastra malvada que has dejado crecer y a la que has permitido que se apropie de tu vida. Es hora de desecharla, primero ignorándola y después bloqueándola totalmente.

Debes saber que todas quisiéramos ser perfectas o cuando menos mejores de lo que somos, pero la perfección es imposible, y la mejora depende de ti. Acéptate, haz lo mejor con lo que tienes y aprende a quererte y a respetarte.

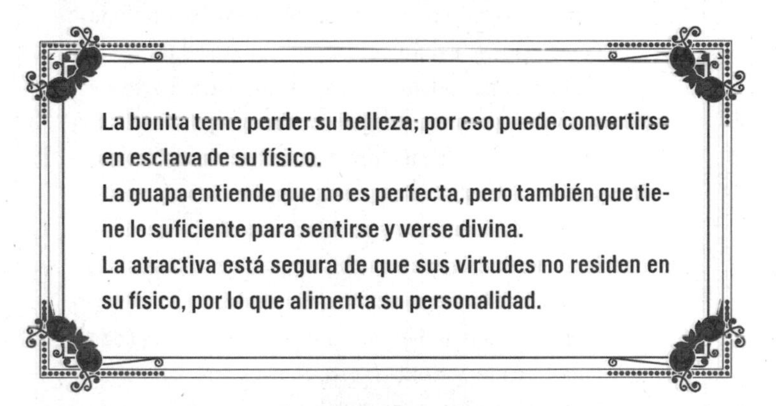

La bonita teme perder su belleza; por eso puede convertirse en esclava de su físico.
La guapa entiende que no es perfecta, pero también que tiene lo suficiente para sentirse y verse divina.
La atractiva está segura de que sus virtudes no residen en su físico, por lo que alimenta su personalidad.

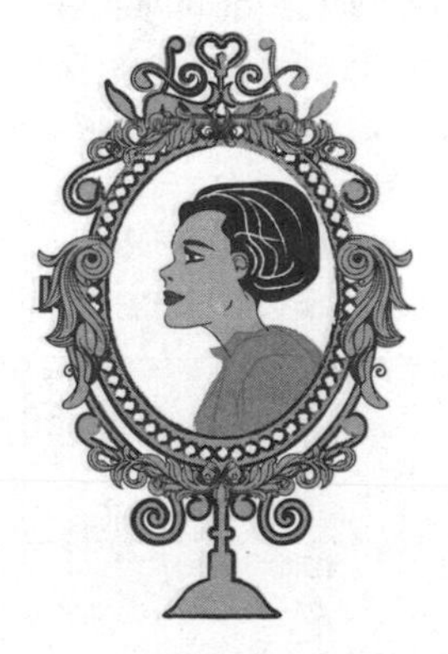

ÉSTA ERES TÚ

Para ver lo que eres frente al espejo, debes cambiar muchos conceptos que te han llevado a desear ser una de esas mujeres que parecen perfectas en los anuncios. Para lograrlo, empieza con los siguientes pasos:

- Una de las cuestiones indispensables para tener una buena autoimagen es tu salud (mental y física). Puedes hacer las paces con la comida, con el estrés, así como con las exigencias propias y ajenas, para llegar a una meta realista, objetiva y posible que al final te ayude a sentirte realizada y satisfecha con tu cuerpo.
- La autoimagen regula lo que comes, ejercitas, bebes, así como la manera en que convives y triunfas laboral y socialmente. Construye una nueva opinión de ti misma poniendo al frente tus virtudes y cualidades por encima de tus defectos.
- Aceptar lo que te ha tocado de cuerpo o cara puede ser un verdadero reto. Por eso, debes luchar contra las imágenes "perfectas" de mujeres que han sido fotografiadas y retocadas por expertos. Tú eres una mujer real, única, y nadie espera que seas una belleza que gane el concurso Miss Universo.
- Si realmente quieres aprender a construir una buena imagen de ti misma y gozar de sus atributos, necesitas ajustar lo que piensas de tu cuerpo y rostro a la realidad. Después dedícate a pulirte de dentro hacia fuera.

EVITA

- Compararte con las estrellas de Hollywood o con tu amiga que puede comerse una vaca con papas fritas y amanecer con la talla dos que siempre ha tenido.
- Criticar los cuerpos de otras mujeres, porque con la misma vara con la que mides te juzgas a ti misma. Todas tenemos cuerpos diferentes y cada mujer es hermosa individualmente.
- Sentirte menos, experimentar lástima o pensar que para ti no hay alternativas. En este libro conocerás suficientes maneras de construir una estupenda personalidad con el físico que te tocó en la rifa genética.
- Comportarte como tu enemiga. Para mirarte al espejo de manera positiva se necesita que pienses en tus virtudes, las exaltes y ubiques como los distintivos que te harán sentir maravillosa.
- Ignorar tus propias necesidades. Sé consciente de lo que necesitas para sentirte bien. Enfócate en lo que puedes mejorar y acepta lo que no tiene posibilidades de cambio.

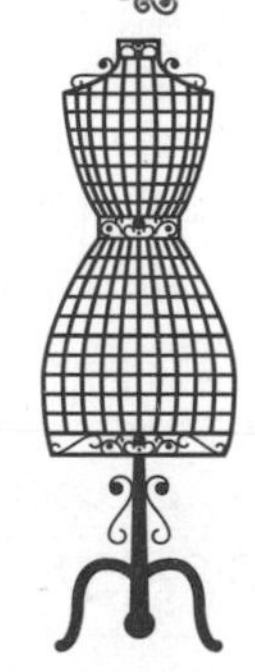

MEJORA TU ACTITUD

"Una gran actitud, pensar positivamente, buen rendimiento y arreglarse bien puede compensar un físico menos perfecto."

JOE NAVARRO,
AUTOR DE *BODY LANGUAGE ESSENTIALS*

Ser prejuiciosa es algo que te afecta más de lo que crees. Pensar, por ejemplo, que una chica con sobrepeso es floja o descuidada o que una delgada es obsesiva y controladora no sólo puede hacer que seas injusta y discrimines a otras mujeres o a ti misma, sino que te puede hundir en una terrible depresión si tú también tienes un problema de peso.

Asumir que lo bonito es bueno puede llevarte a pensar que una persona poco atractiva no es capaz, feliz, amada o interesante. Si actúas conforme a estereotipos de caricatura o telenovela es posible que te pierdas de conocer y tratar a muchas personas fabulosas. Pero también es probable que te autocastigues con más facilidad cuando tú misma no cumples con los estándares de belleza que te has planteado.

Marginarte, por ejemplo, cuando eres menos alta, guapa o delgada que tus amigas mermará tu confianza y te hará sentir mucho más insatisfecha e infeliz. Depositar tu seguridad y tu satisfacción personal solamente en tu imagen te hará sentir frustrada, y cualquier mujer más bonita que tú o un problema tan tonto como que el pelo no se te acomodó bien cobrarán una factura muy alta en tu autoestima.

La confianza en ti misma, por lo tanto, debe partir de tus logros personales y profesionales, más allá de tu físico. Si además cuidas adecuadamente tu imagen, eso siempre te ayudará a sentirte más segura de ti misma.

Practica las autoafirmaciones y los decretos. Empieza con tu presente diciéndote, por ejemplo: "Hoy voy a tener un estupendo día"; "Daré todo lo que tengo para salvar esta relación", o "Voy a lucir espléndida cuando vaya así vestida". Siempre puedes seguir el consejo de Amy Cuddy: *"fake it until you make it"*.

UNA GRAN LECCIÓN

En mis primeros años de vivir en Nueva York tuve una compañera de trabajo que había perdido 100 kilos porque su columna no soportaba tanto peso. Sin embargo, con sus 100 kilos restantes y sin conocer su historia, a mí me parecía que seguía teniendo sobrepeso. Lo extraño es que ella se vestía como si tuviera un cuerpo de modelo a la vez que se maquillaba y peinaba con mucho esmero, por lo que llegó el momento en que empecé a halagarla. "Qué bonito te pintaste los ojos", le decía, o "Me encanta tu ropa".

Finalmente, me contó su historia. Había sido obesa desde niña y ahora, con la mitad de su peso, sentía que había recobrado su autoestima. Reconozco que me costó trabajo entender que no pensara en seguir perdiendo peso, incluso me sorprendía que luciera sus brazos estriados sin ningún pudor. Pero me convenció de algo: ella se sentía hermosa en ese cuerpo con pronunciadas curvas y no iba a permitir que nadie le hiciera creer lo contrario. ¿Por qué basar su valor en su peso? Ella me enseñó que la belleza no tiene medida, edad, nacionalidad ni presupuesto. La mujer que se siente hermosa lo hace en el cuerpo y con la cara y la cuenta de banco que tenga. ¡Así de simple!

EN DIRECCIÓN A LA FELICIDAD

"Si siempre haces lo que te interesa, cuando menos una persona estará satisfecha."

KATHARINE HEPBURN, ACTRIZ

El amor y la felicidad no pueden ocultarse, pues hacen que los ojos brillen, la piel se vea radiante, la sonrisa se extienda en el rostro y todo parezca fluir. Pero no toda la felicidad viene acompañada de un romance. De hecho, más y más mujeres han encontrado su plenitud independientemente de su estado civil, porque el secreto no está en alguien ni en algo, sino dentro de cada persona. La felicidad consiste en gozar lo que vives. Para algunas mujeres esto significa disfrutar de su trabajo porque las hace sentirse realizadas, para otras es tener una familia y hay quienes gozan del poder o la fama.

En realidad, no hay fórmula ni receta mágica para la felicidad. Tampoco es algo obvio. Llega poco a poco, por chispazos, hasta que se acomoda como una pieza en el rompecabezas de tu vida y se muestra como una experiencia deliciosamente natural. A veces se interrumpe, se transforma e incluso muere, porque hasta la felicidad tiene ciclos naturales de vida.

Pero si algo debes intentar hacer es vivir contenta. Construye ese camino con pequeños detalles: rodéate de gente positiva, busca una actividad que te apasione, ayuda a la gente que te necesita, date gustos libres de culpa y mira hacia delante con optimismo y buen humor. Para construir tu felicidad, debes empezar por ti misma. Nada ni nadie es tu dicha. Todo lo que te rodea es sólo el acompañamiento de un estado gozoso que surge de ti para ti.

POCO A POCO Y PASO A PASO

La felicidad no se construye de un día para otro. Lleva tiempo y requiere de pequeños y grandes logros. Pero todo suma, así que empieza por el principio:

- Abre tus cortinas por la mañana para iluminar tu día.
- Prepárate un desayuno delicioso para sentir que empiezas bien la jornada.
- Comparte tu vida con una mascota para divertirte, sentirte acompañada y recibir su amor incondicional.
- Ayuda a quienes te necesitan, eso te hará saber que eres importante.
- Encuentra un pasatiempo fabuloso, que te relaje y te haga sentir creativa.
- Disfruta de las pequeñas cosas, no se necesitan grandes eventos para sentirte dichosa.
- Comparte tus victorias con los que te quieren.
- Regálate momentos de placer, aunque tu agenda esté repleta.
- No pierdas el poder de sorprenderte y de soñar.
- Dile a tus amores cuánto los quieres.

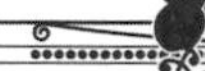

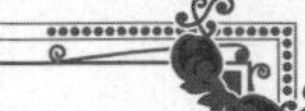

AUTOAFIRMACIONES

Hacer declaraciones positivas hará que te sientas segura y poderosa para lograr cambios en tu vida, pensamientos y autoimagen.

- No escatimes: sé generosa con lo que afirmas y lo que te das a ti misma.
- Sé realista: no pretendas tener unas piernas largas si no naciste con ellas.
- Practica la compasión, empezando por ti misma. Nadie es perfecto, pero todos somos especiales.
- Establece retos, pero no imposibles: pensar que vas a trabajar en tu timidez es mejor a esperar que te vas a convertir, de un día para otro, en la jefa del departamento de relaciones públicas de tu empresa.
- No temas: el miedo es la primera barrera que impone nuestra autoprotección para no fracasar. El temor no te llevará a ninguna parte, déjalo atrás y sigue adelante.

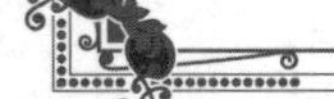
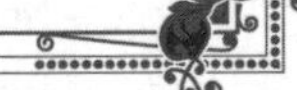

CONSTRUYE TU CONFIANZA

"Para mí, ser bonita no es solamente cómo te ves. En realidad, tiene que ver con quién eres como persona. La belleza más atractiva es la autoconfianza."

BOBBI BROWN, MAQUILLADORA Y EMPRESARIA

Esta palabra es importantísima en tu nuevo vocabulario. ¿Cómo esperas que alguien confíe en ti si tú no lo haces? Tienes que depositar en ti tu propia fe porque de eso dependerá que realmente alcances tus metas.

Para perder el miedo a equivocarte, quizá te sirva saber que todos los que te rodean están igual de asustados, pero no por eso dejan de intentar, una y otra vez, ganar sus batallas. Antes de entrar a una entrevista, dar una presentación o llegar a la cena en donde está tu ex, piensa en tus virtudes, felicítate porque te has esmerado en tu arreglo y haz una pose de poder expandiendo tu cuerpo. Ah, no olvides entrar caminando con un propósito: ¡verte fabulosa!

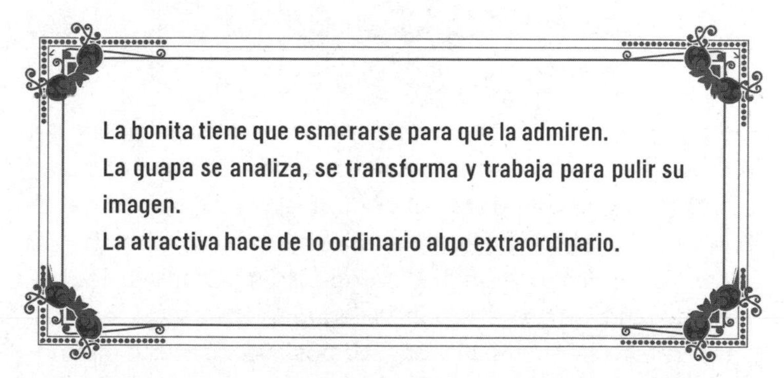

La bonita tiene que esmerarse para que la admiren.
La guapa se analiza, se transforma y trabaja para pulir su imagen.
La atractiva hace de lo ordinario algo extraordinario.

ACTRIZ ENTRE LAS ACTRICES

Si hay una selva en la que las mujeres sin mayor atractivo son devoradas instantáneamente, ésta se llama Hollywood. Pero en la ley de supervivencia, en la que los más fuertes encabezan la cadena alimenticia, el talento puede hacer la diferencia. Así lo ha demostrado con creces Meryl Streep. Ella ha encarnado personajes diversos y ha sido nominada a numerosos premios casi por todos, a pesar de su nariz prominente y una figura más curvada de lo que comúnmente se acepta en esa industria. Streep no es la típica bonita, pero con su talento se transforma para ser lo que pida el guion. Eso es lo que se llama confianza en sí misma, y la ganadora de tres premios Oscar podría haberlos merecido tan sólo por mostrarla al mundo.

EL DON DE LA ENERGÍA

Todo empieza por darte permiso de gozar lo que tienes y ser feliz. Si estás satisfecha con tus actividades diarias: tu trabajo, estudios y retos, podrás encontrar el motor para superarte, vencer obstáculos y también nuevas metas que te hagan vibrar. La autosuperación te dará no sólo muchas satisfacciones, sino también una estupenda seguridad que todos notarán y hará que te sientas realizada. Ser positiva y sentirte enamorada de tu vida implica cuidar tus sentimientos, tus acciones, lo mismo que tu cuerpo y alma. Es poner en sintonía lo que tienes y empezar a descartar lo que te reprochas.

La energía se contagia, se goza o se sufre. Seguramente más de una vez te ha tocado convivir con una persona que todo lo ve mal y no disfruta, pero, en cambio, critica a más no poder a los demás. Esas personalidades agotan, succionan todo lo bueno como dementors (personajes creados por J. K. Rowling, en la serie de libros de Harry Potter, quienes drenan la paz, la esperanza y la felicidad), y dejan a su alrededor un panorama gris y desolado. En cambio, hay quienes encuentran una chispa

ES CUESTIÓN DE CREERLO

En un experimento más, realizado por la marca Dove, convocaron a algunas mujeres que estaban insatisfechas con su aspecto físico a probar un nuevo producto. Se trataba del parche RB-X de belleza que, adherido a la piel, había sido diseñado para acentuar la manera en que ellas se percibían a sí mismas. La otra parte del "tratamiento" consistía en llevar un diario de belleza, reportando cómo se sentían cada día. Todas ellas se quejaron, con cierta incredulidad, de que se sentían exactamente igual tras 24 horas de llevar el parche. Sin embargo, al visitar de nuevo a la psicóloga que se los colocó, unos días después, todas dieron testimonios de que poco a poco sintieron mejoras y experimentaron mayor seguridad. Su sorpresa fue que el parche era un placebo, pues no contenía ninguna sustancia. Ninguna. Toda esa seguridad estaba dentro de ellas, esperando poder salir. La reacción fue increíble. Vela por ti misma en: Youtube.com/DoveMexico

de interés o alegría en todo, saben sobreponerse a las malas experiencias y tienden a llevarse un aprendizaje incluso de las desgracias. Estoy segura de que tú preferirías estar con alguien del segundo grupo. Entonces, ¿por qué no ser tú parte de él? Después de todo, estás contigo misma todo el tiempo.

No hay nada mejor que aprender de los que saben: rodéate de gente con actitud saludable y personalidad positiva. Verás que ya no te divertirá criticar y, como premio, encontrarás que el día a día es más sencillo y placentero que antes.

EL ARTE DEL REFINAMIENTO

Las buenas maneras se agradecen, son encantadoras y halagadoras. También hablan de una buena educación. Pero, aunque se dice constantemente que el refinamiento se aprende en el seno familiar, es muy común que personas adultas busquen asesoría o cursos para sentirse seguras y poder interactuar con cualquier persona y en toda ocasión. Sin embargo, también hay gente que sólo utiliza sus instintos y su capacidad de observación para adoptar conductas más cuidadas que las harán integrarse a grupos sociales u oportunidades laborales más sofisticadas.

Ser refinada es comportarse educadamente, saber comer y beber bien, poder expresar de manera articulada y correcta las ideas. Hay que tener una buena cultura general, ser discreta, asertiva y considerada con los demás, porque no importa lo hermosa, adinerada o poderosa que sea una mujer, hay actitudes o hábitos que la hacen parecer poco refinada. Masticar chicle, usar ropa excesivamente reveladora o entallada, estallar en carcajadas, beber alcohol hasta perder el estilo o humillar a las personas que le sirven –como meseros y empleadas domésticas– son sólo algunos aspectos que deben evitarse a toda costa. Porque no importa lo hermosa que sea una mujer, la cantidad de dinero que tenga en el banco o el poder que suponga su empleo, hay actitudes o hábitos que la hacen parecer poco refinada. Como dicen, el diablo está en los detalles.

La etiqueta que dicta cómo debe comportarse alguien se basa, en gran medida, en la lógica, y como tal, no sólo contribuirá a tener una vida más práctica, sino que también hará que sea agradable convivir con una persona educada. Ser amable, sin caer en la cursilería ni en la exageración, y saber actuar de manera apropiada ante diferentes situaciones, hará que la gente que la rodea la vea como ciudadana del mundo en cualquier lugar en que se encuentre.

LA ELEGANCIA TRIUNFA

"La elegancia debe ser un balance de simplicidad, atención, espontaneidad y distinción. Sin agregar alguna de más, de lo contrario ya no será elegancia, sino pretensión."

CHRISTIAN DIOR, DISEÑADOR DE MODA

Cuando se hace referencia al aspecto de una persona se habla de elegancia, en general. Sin embargo, se trata también de una forma de ser refinada. De hecho, Marie-Anne Lecoeur, en su libro *How to Be Chic and Elegant* (Cómo ser chic y elegante), dice: "Elegancia es cómo usamos la ropa. Es cómo hablamos, caminamos y actuamos en público. Es toda la actitud".

En la elegancia impera el balance: no hay excesos ni carencias. Una mujer elegante usa un nivel de voz moderado, ríe con ganas, pero sin exagerar en volumen o aspavientos. Habla con soltura, pero jamás es escandalosa. Es sincera, pero no ofende. Se viste con gracia, aunque nunca recargada. Su ropa se ve de calidad, no luce ostentosa. Sabe verse sexy, sin lucir vulgar. Utiliza el maquillaje para enaltecer sus virtudes, mas no para abusar de los colores.

Ser elegante es una decisión personal en la mayoría de los casos. Una mujer educada no siempre es elegante; por otra parte, jamás podría concebirse a una mujer como elegante si no cuenta con un buen vocabulario y un grado importante de sofisticación. No hay cabida para fingir porque la elegancia habla de honestidad, de aceptación (y, por lo tanto, de saber que nadie es perfecta) y de relajamiento.

Las mujeres que están arregladas a un grado extremo se ven artificiales, no elegantes. Aquellas que aparentan ser muy cultas y educadas, la mayor parte de las veces pasan por falsas y pretenciosas. Si estás demasiado preocupada por el qué dirán y tratas de agradar a todos, terminarás por no disfrutar la vida y serás vista como una persona sin carácter. La chica que es elegante está segura de sí misma y lo expresa en cada palabra, movimiento e idea.

La buena noticia es que se puede aprender a ser elegante porque lo único que se requiere es observarte, sentir que eso es algo que quieres como parte fundamental de tu personalidad y comenzar a serlo.

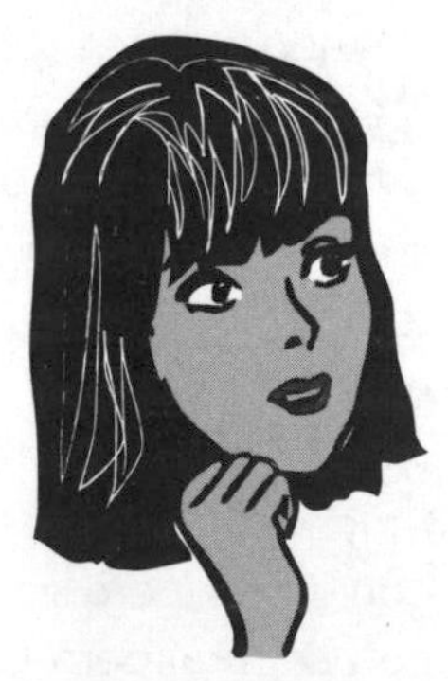

LA REINA VICTORIA

Se puede decir que Victoria Beckham es la persona que mejor demuestra que el refinamiento puede aprenderse. Esta cantante, quien era una de las integrantes del grupo musical Spice Girls, no parecía tener un físico, una personalidad o un talento fuera de lo común, pero la historia ha demostrado lo contrario.

Victoria, casada con el famoso futbolista David Beckham, ha hecho de su marido y de sí misma un gran negocio. Todo lo logró a través de su instinto natural que le ha ayudado a captar la esencia de la moda y su gran olfato para encontrar el punto de refinamiento que pudo permitir que un futbolista y una cantante pasaran a ser dos celebridades cotizadas y vigentes, aun cuando se han retirado ya de la actividad original que los hacía ser personajes públicos. Cuando empezó su carrera como cantante, Posh Spice, como era llamada en esa época, vestía con esa ropa ceñida y sexy que, como sucede en muchos casos, no la hacía lucir como una chica con clase. En 1999, su atractivo esposo no tenía tampoco gran estilo para vestir. Pero ella se dedicó a crear una imagen para cada uno y fue inventando, paso a paso, su nueva personalidad. El primer triunfo que se apuntó Victoria fue hacerse notar por los diseñadores que la invitaban a presenciar sus desfiles. Pero lo que cautivó a las mujeres (además de su colección de zapatos de tacones altísimos y sus envidiables bolsos Birkin) fue su corte de pelo lacio, más corto atrás y que se alargaba en diagonal hacia el frente. Tan popular se hizo este estilo que hasta tuvo su propio sobrenombre: The POB (Posh Spice Bob). Hoy, David y Victoria se han transformado en iconos de la moda. Ella no sólo se convirtió en una exitosa diseñadora de modas, sino que también su colección de vestidos, con la firma Victoria Beckham, ganó el equivalente al Oscar de la moda al conseguir un British Fashion Award en 2011, venciendo a diseñadores consumados, como Tom Ford y Stella McCartney.

EL VALOR DE LA INTELIGENCIA

No hay nada más atractivo que una mujer inteligente. Pero si bien la inteligencia puede nutrirse con conocimiento: estudiando, leyendo, viajando, etcétera, la verdadera inteligencia es más una habilidad que un cúmulo de conocimientos. Se trata de tener la capacidad de entender la información o la situación y, con base en nuestras experiencias o conocimientos previos, tomar las decisiones o las posturas que correspondan a una mejor solución o comprensión de un tema.

En términos personales, la inteligencia debe ayudarte a entender que tus atributos pueden representar tu mejor distinción y auxiliarte a crear una personalidad única. Justo como aquel dicho que asegura que si hay limones, puedes hacer limonada.

Para situaciones emocionales, la inteligencia puede llevarte a comprender que ser feliz o sentirte bella, por mencionar sólo dos posibilidades, dependen únicamente de ti y poco tienen que ver con tener pareja, ganar millones o poseer propiedades impresionantes. La inteligencia te va a ayudar a otorgar un orden lógico a tus prioridades, a tener hábitos mentales más claros que te hagan ser más productiva y eficaz en todo lo que te plantees. La inteligencia te aclarará el camino y las estrategias, te auxiliará para que te dejes de sabotear y te formará un criterio para tomar las decisiones más favorables y lograr tus objetivos. Pero, especialmente, será útil para que aprendas a valorarte.

Socialmente —en una relación de jefe-empleado, pareja o amigos—, la inteligencia tiene que jugar con una parte empática que te ayude a comprender los pensamientos y sentimientos de los demás, para poder actuar de acuerdo con tu postura y valores, pero siempre con la intención de que los otros se sientan escuchados, importantes y acompañados. Hablar con una persona inteligente, del sexo que sea, es un verdadero placer. Es, de hecho, tan adictivo que, en mi caso, se convierte en la razón número uno por la cual me he relacionado emocionalmente con las personas que me rodean.

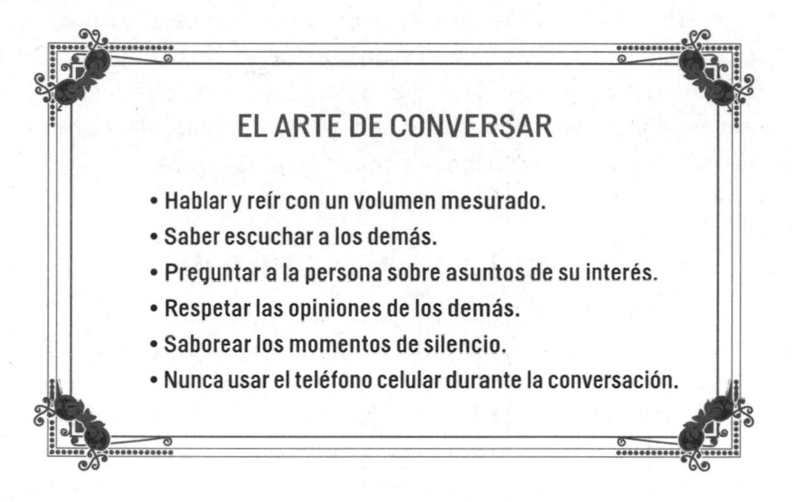

EL ARTE DE CONVERSAR

- Hablar y reír con un volumen mesurado.
- Saber escuchar a los demás.
- Preguntar a la persona sobre asuntos de su interés.
- Respetar las opiniones de los demás.
- Saborear los momentos de silencio.
- Nunca usar el teléfono celular durante la conversación.

EL IRRESISTIBLE SENTIDO DEL HUMOR

"Una mujer es hermosa cuando tiene sentido del humor y es segura de sí misma."

BROOKLYN DECKER, MODELO Y ACTRIZ

Reír es una de las cosas más fantásticas que nos ha brindado la vida y también ha resultado una gran terapia para descargar estrés y llenar de energía tu rutina. Una velada llena de carcajadas puede valer por unas vacaciones. No es raro, entonces, que queramos estar junto a las personas que nos hacen reír.

El humor suele ser un arma secreta no sólo de seducción, sino también una herramienta social increíble. Todos queremos divertirnos, y nuestros acompañantes no son la excepción. Por eso, la gente que te rodea disfrutará de tu capacidad de reírte de ti misma, de las circunstancias simples o difíciles e incluso de las ajenas, siempre que tu risa y sentido del humor no hieran la dignidad o los principios de alguien más.

TU BELLEZA INTERIOR

La bondad, la empatía, la generosidad, la solidaridad, la justicia y la compasión son algunas virtudes que construyen parte de la belleza interior de una persona. Pero, a veces, tener una conciencia tranquila para dormir relajadas y vernos al espejo cada mañana con toda honestidad es lo más que podemos exigirnos, porque las virtudes que hemos mencionado al principio del párrafo no son tan fáciles de obtener y conservar en cada momento de nuestras vidas.

Hay que partir de que somos imperfectas y que aceptarlo nos hará sentirnos menos presionadas. Brené Brown, autora del libro *The Gifts of Imperfection. Let Go of Who You Think You're Supposed to Be and Embrace Who You Are* (Los regalos de la imperfección, deja ir lo que crees que debes ser y abraza a quien eres), exalta la posibilidad de sentirnos vulnerables como la clave para alcanzar la felicidad. "La vulnerabilidad es el origen de la vergüenza, del miedo, de nuestra lucha por sentir que valemos —revela la investigadora—, pero también es el lugar de nacimiento de la felicidad, la creatividad, la sensación de pertenecer y del poder amar."

Brown asegura que, al tratar de ocultar nuestra vulnerabilidad para sentirnos menos expuestos ante los demás, terminamos por anestesiar nuestros miedos e inseguridades, pero, al mismo tiempo, adormecemos nuestra capacidad de sentirnos agradecidos, amados y felices, lo cual provoca que nuestra vulnerabilidad se prolongue. Así que aceptar que somos vulnerables, que no pretendemos ser ni medianamente perfectos y que no tenemos razón para culpar a nadie de lo que hoy somos, nos hará sentir que somos suficientemente valiosos y que merecemos que los demás nos amen, pero, especialmente, por nosotros mismos.

Esconder tu vulnerabilidad, tratar de ocultar tu imperfección, juzgarte duramente o pretender que el miedo a mostrarte es mejor que el rechazo de los demás impedirá que te des a conocer, que aceptes y logres que quienes te rodean sepan que eres única y diferente, con el mismo derecho que cualquier otra persona a equivocarte, caerte y volverte a levantar. "La palabra *coraje* —agrega Brown— viene de *cor*, corazón en latín." Lo que para la autora significa que debes compartir tu esencia con el corazón por delante.

Así que acepta quien eres y dile al mundo que te rodea que dejarás a un lado los juicios y agradecerás ser lo que eres. Ése será el primer paso para quitar todo ese equipaje que has venido cargando por años y, por fin, liberar a la persona bella y buena que tenías oculta. Después de todo, la imperfección es hermosa.

Amarte significa confiar en ti misma, tenerte compasión, saberte humana y, por todo eso, tratarte con paciencia, respeto y cariño.

PRACTICA LA SENSUALIDAD

Los sentidos están ahí para que los uses. La sensualidad, por lo tanto, implica gozar a través de ellos, disfrutar de los estímulos de la vida y encontrar también en ese placer la posibilidad de sentirte afortunada, satisfecha y dichosa. Pero ¿por qué necesitas de la sensualidad para ser más bella? Pues porque una persona que goza es infinitamente más feliz y atractiva que la que vive con disgusto o indiferencia las experiencias.

Sólo hay que recordar que los sentidos son cinco y, tal cual, hay que dar a cada uno su importancia. Encontrar la música o los sonidos que te hacen sentir contenta, por ejemplo, es una fuente de relajación y de placer que puedes brindarte a ti misma cuando así lo desees. Sentir la piel de tu gato, oler tu perfume cuando te lo pones en la mañana, ver tus labios rojos o degustar esas burbujas del champán cuando celebras tu cumpleaños puede hacer la diferencia cuando prestas atención.

Date el tiempo de utilizar esa sensualidad contigo misma. Acaríciate, escúchate, mírate, distingue tu fragancia y prueba lo dulce que es aceptarte y amarte tal como eres.

TRABAJA EN TU PERSONALIDAD

"Las personalidades encantadoras son lo más fascinante del mundo."

DIANA VREELAND, DIRECTORA EDITORIAL DE *VOGUE*

La forma de ser que te distingue es tu personalidad. Puede constar de un buen carácter, un gran sentido del humor, una inteligencia increíble, un temperamento fuerte, una dulzura conmovedora y una forma maravillosa de darte a querer, por nombrar sólo algunas características. Mas no todas son virtudes ni todas son constantes; hay claroscuros en algunas personalidades: la chica con buen aspecto que puede parecer perseverante, pero también tornarse obsesiva o terca cuando está ansiosa, por ejemplo. Hay personalidades que parecen más negativas a primera vista, pero que al profundizar en una relación revelan a una mujer sensible y tímida. Lo que hay que tener claro es que no existe ninguna personalidad que esté únicamente compuesta de defectos.

Una buena personalidad, como sucede con un vino de calidad, tiene un gran balance. Para un paladar determinado puede ser mejor un tinto corpulento; para otro, en cambio, es mejor un blanco dulzón. Eso es cuestión de gustos, pero es el equilibrio lo que hace que se reconozca como un buen vino. Lo mismo va a pasar con las características que distinguen a alguien: una persona con carácter dominante que se sabe defender, pero que es dulce con sus empleados o con sus hijos; o un ser protagónico que resulta ser un líder fabuloso, pero que opaca con su soberbia a la gente que lo rodea.

Lo cierto es que la personalidad, tal como sucede con la belleza interior, presenta diversas características que hacen del individuo algo único e irrepetible. Funciona como una fuerza interior que se impone o se diluye proporcionalmente a la seguridad que la sustenta. "La autenticidad es la práctica diaria de dejar ir lo que creemos que deberíamos ser y abrazar lo que somos", dice Brown, por lo que hay que dejar de aparentar y relajarse para ser. Esta actitud algunas veces significa alejarse de ser la que cae bien a todos y caminar en un terreno incierto. Sin embargo, si eres genuinamente tú, ya encontrarás quien te quiera tal como eres. Es importante que hagas un ejercicio mental para reconocer lo que tiene de positivo tu personalidad. Estar consciente de esas virtudes te hará sentirte más segura y orgullosa de ti misma. Asimismo, es primordial que encuentres tus defectos y los reconozcas como áreas de oportunidad para trabajar en ellos y transformarlos, poco a poco y a su debido tiempo, en algo positivo que te haga sentir mejor.

LA FUERZA INTERIOR

Si bien su altivez fue legendaria, María Félix se posicionó como una de las actrices más hermosas de su época, conquistó el corazón de famosos, inspiró fabulosas canciones y pinturas, pero especialmente desdeñó toda la industria del espectáculo e hizo su reverenda voluntad.

La Doña, como se le llamó después de haber protagonizado el papel de doña Bárbara en el cine, tenía un carácter extremadamente fuerte y una personalidad arrolladora que imponía a propios y extraños.

Ella se codeó con mujeres impresionantemente bellas, pero para María no había competencia. Su voz ronca, su estilo casi masculino y su mirada penetrante no tenían rival. Ella fue admirada, venerada y temida.

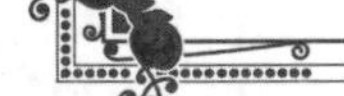

UN TRIUNFO INCREÍBLE

Si hay un personaje enigmático en el modelaje de las últimas décadas, se trata de Kate Moss. Esta inglesa de 1.70 metros de estatura (baja para ser modelo de pasarela) y un cuerpo como de adolescente ha reinado en las mejores campañas publicitarias y desfilado en las pasarelas más importantes de las capitales de la moda, a pesar de no tener ni la cara ni la figura que se espera de una supermodelo.

Desde los 14 años, en que fue descubierta por el dueño de una agencia de modelos en un aeropuerto, ha representado la antítesis de la mujer bonita. No es que no tenga un rostro agradable, pero en ella lo que importa es el misterio. Puede estar vestida de gala, aparecer desnuda o simplemente mostrar una cara lavada y una melena desaliñada ella despierta nuestro interés, curiosidad y admiración. No en vano sigue siendo la consentida para anunciar las grandes marcas de diseñador.

Involucrada también en escándalos (como destruir la habitación de un hotel al pelear con Johnny Depp, drogarse frente a su bebé o ser fotografiada inhalando cocaína), a la niña terrible del modelaje se le ha perdonado todo: que no sea tan alta ni tan hermosa, que sea malencarada y siempre regrese a la cima sin, aparentemente, esforzarse. Su estilo, seguridad y vida interior han forjado un mito que ni la edad ni las chicas más jóvenes y bonitas han podido destruir. ¡Bien por ti, Kate!

EL GRAN MISTERIO

Este concepto es seguramente el más difícil de describir. Así que voy a empezar por lo que no es. Una mujer que tiene misterio no es obvia ni predecible. No es burda ni convenenciera. No es superficial ni escandalosa. De ninguna manera parece deshonesta, tímida o tenebrosa.

Ella es enigmática, despierta la curiosidad y se convierte en una adicción porque siempre hay algo más que explorar en ella. Se da a conocer poco a poco, va descubriendo su encantadora personalidad como si se tratara del baile de los siete velos. Nunca usaría un escote descarado, pero bajo su ropa lleva la más sexy lencería y justo así se comporta: como si lo mejor estuviera en su interior. Tienes que profundizar para encontrarla, y una vez que lo hiciste ya no quieres seguir tratándola en la superficie.

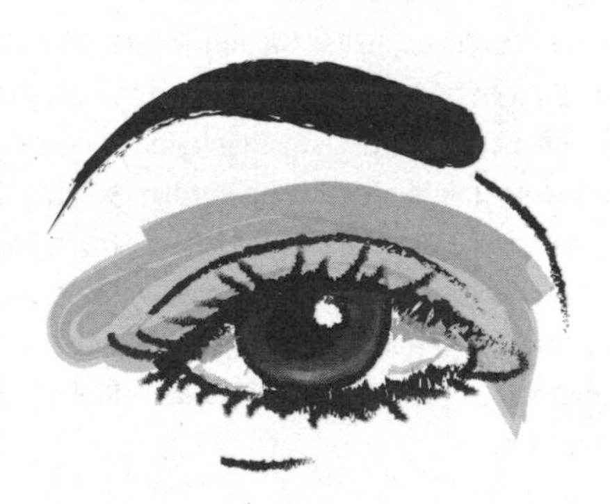

Una mujer con misterio sabe perfectamente que despierta curiosidad y, en lugar de abrirse del todo, muestra sus encantos sutilmente, sin prisa. Ella sabe callar y disfruta el silencio. Pero cuando habla, lo hace con inteligencia y articuladamente. Sus ojos demuestran que tiene una gran vida interior.

El misterio es el secreto mejor guardado de una mujer. Es también lo que ancla a un hombre a su lado. Si ella es bonita o guapa es lo de menos. Pero, sin lugar a dudas, gracias al misterio, será atractiva para muchos.

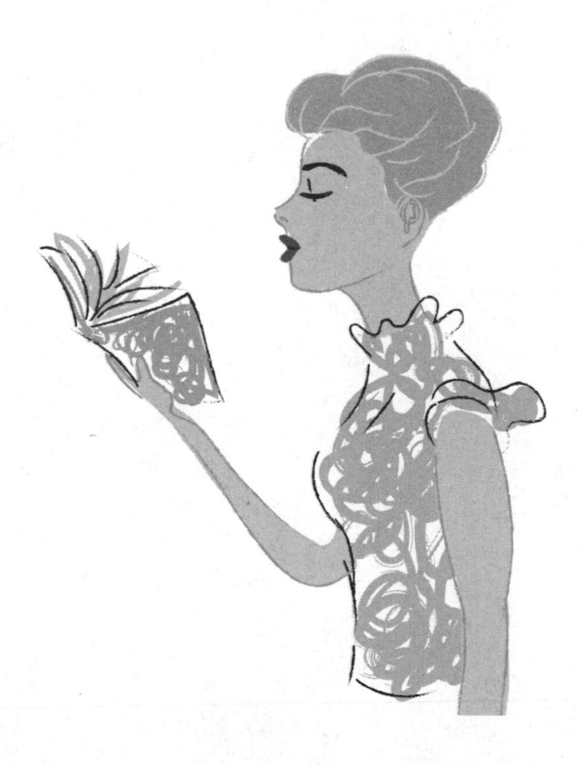

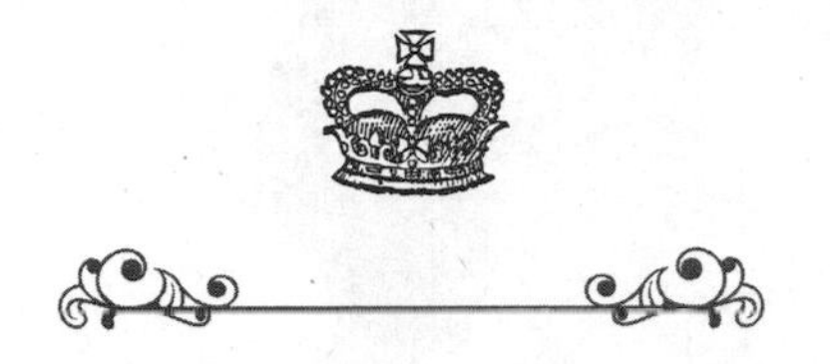

SEGUNDA PARTE

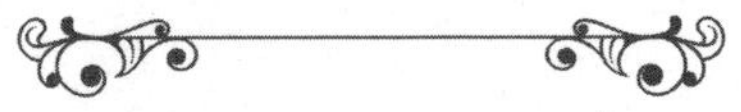

Bella de dentro hacia fuera

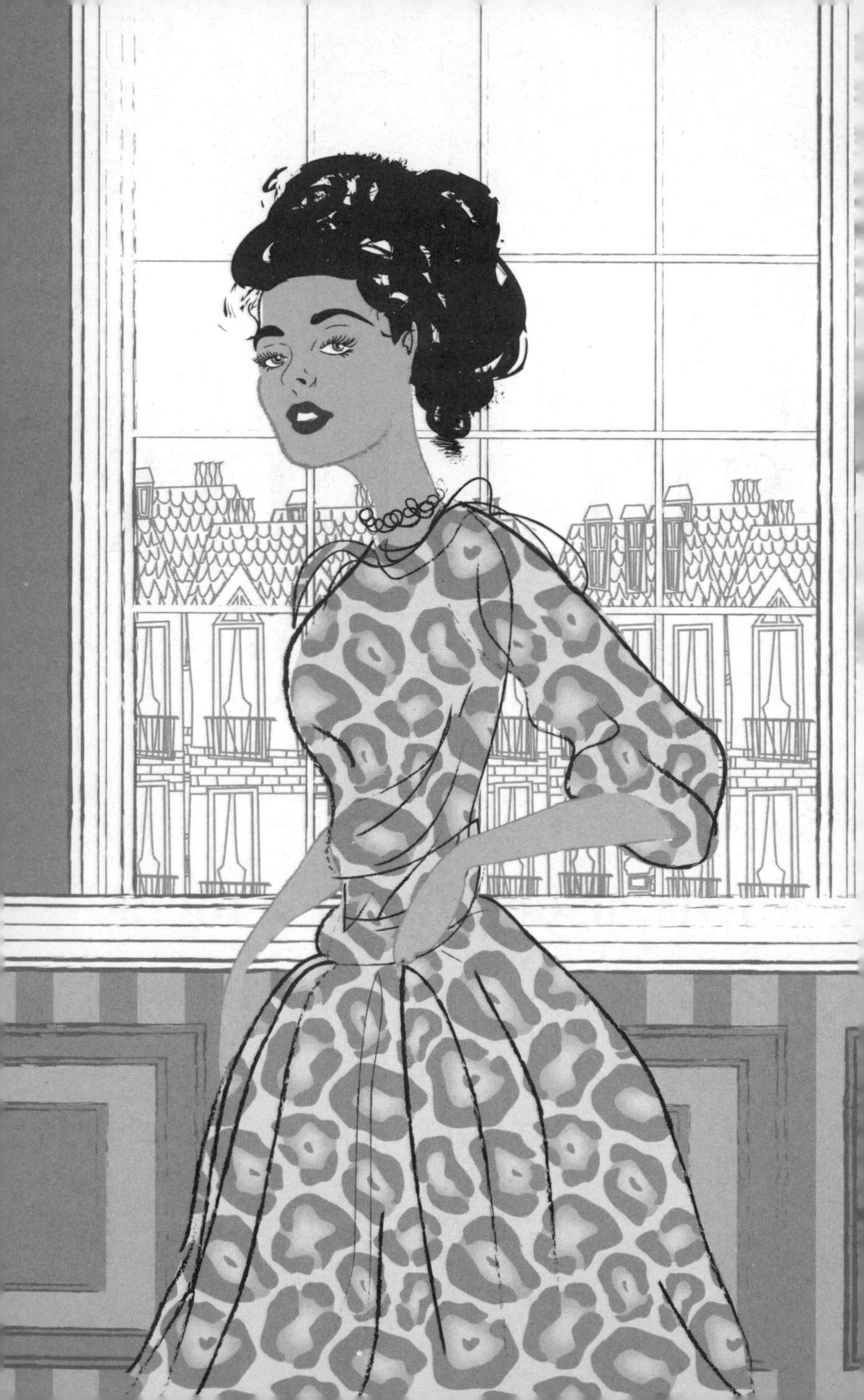

3

LOS ENEMIGOS DE LA BELLEZA

El otro día, al revisar mi página de Facebook, me encontré con un post que decía: "Hay mujeres tan feas que lo único que tienen bonito es su físico". ¡Es tan cierto! Porque no importa lo hermoso que sea un rostro o lo perfecto de un cuerpo; con una mala actitud, un arreglo exagerado o una inseguridad evidente nadie puede lucir bonita, guapa o atractiva. De verdad, no hay nada peor que ver a una chica que luce estupenda, pero que todo lo encuentra negativo, que sólo quiere hablar de sí misma o que es déspota con las personas que la rodean. La belleza externa se diluye si no corresponde con la interna.

Los grandes enemigos de tu belleza están a tu alcance y depende de ti deshacerte de ellos. Hay unos que se introducen en la mente y desvirtúan tu imagen, así como tus posibilidades para sentirte mejor; otros se han hecho tan adictivos que simplemente parecen parte de tu personalidad, pero tienes que sacudírtelos para que florezca tu seguridad, y con ésta, tu hermosura.

LA OBSESIÓN POR SER PERFECTA

"Yo siempre encuentro belleza en las cosas que son inusuales e imperfectas, son mucho más interesantes."
MARC JACOBS, DISEÑADOR DE MODA

Cuando mis hermanas y yo éramos niñas, mi mamá nos decía que no nos viéramos mucho en el espejo porque éste nos haría gestos. Por décadas enteras me dio vuelta esa frase en la cabeza sin saber qué significaba, hasta que un día la entendí. Efectivamente, la persona que se mira con obsesión en el espejo acaba encontrándose defectos que no tiene. Ésa es la triste historia de las que buscan ser perfectas, y no comprenden que eso sólo existe en la ficción.

En su libro *Beautiful Lies. You Are More than What Men Think, What the Mirror Reflects, What Magazines Tell You* (Bellas mentiras. Tú eres más de lo que los hombres piensan, el espejo refleja y las revistas dicen) Jennifer Strickland relata su propia historia, en la que fue víctima de su espejo y, a pesar de trabajar para las mejores revistas como modelo, terminó dañando su cuerpo, su autoestima y su felicidad por tratar de ser perfecta. Pasados los años y tras reconocer que la lucha con su anorexia era recurrente, visitó a una dermatóloga porque padecía una erupción y tenía el rostro lleno de granos. Lo que le recomendó la doctora no fue una medicina, sino que dejara de mirarse al espejo. "Haz lo que amas, enfócate en lo que te hace feliz." También le sugirió que volviera a terapia. Por 21 días Jennifer Strickland no miró su propia imagen, la erupción se quitó y la paz mental llegó milagrosamente. ¿Qué estuvo haciendo durante esos días? "Viviendo —afirma la autora—. Ya sea que nuestro deseo de flagelar nuestros cuerpos hasta que se sometan venga de la necesidad de controlar, el anhelo de ser aprobadas, el deseo de atención o la decepción del abandono [...] se complica aún más con la imagen de belleza que ha esculpido la cultura."

En ese peligroso camino de la autoaceptación, muchas mujeres caen en la trampa de exigirse un físico como el que vemos en las fotos de los medios impresos y en el cine. Yo he sido editora de revistas femeninas por casi 20 años y puedo decir que las chicas que salen en portada son, generalmente, más bonitas que el promedio, pero también tienen un equipo que las viste, maquilla, peina y un diseñador gráfico que se encarga de retocar su imagen si algo está fuera de lugar, por lo que lucen espectaculares en las fotos publicadas o en las portadas. Compararse con ellas es una batalla perdida porque no hay manera de que nosotras nos veamos así recién bañadas.

Pero, seamos sinceras, también hay una presión social para ser bellas. Cientos de personas opinan sobre tu físico (rara vez alguien te menciona tu buen carácter o el talento demostrado en el trabajo). Muchos padres pagan cantidades extraordinarias para mejorar la piel o la figura de sus hijos en lugar de concentrarse en su talento, personalidad o incluso su felicidad. De hecho, es sorprendente la cantidad de adolescentes que se someten a operaciones para agrandar o reducir el tamaño de sus senos como regalo de cumpleaños antes de cumplir los 18.

ACÉPTATE COMO ERES

Karen R. Koenig, autora de *Las chicas buenas terminan gordas*, propone estos pasos para poder aceptar que no eres perfecta:

- **Permitirte sentir desilusión y vergüenza, y seguir adelante.**
- **Aprender de tus errores.**
- **Tolerar el arrepentimiento.**
- **Correr riesgos calculados.**
- **Levantarte después del fracaso.**
- **Eliminar el pensamiento absoluto de todo o nada.**
- **Aprender a reírte de ti misma.**
- **Moderar tus expectativas.**
- **Establecer metas realistas.**

ESA VOZ QUE TE APLASTA

Recuerdo que en un curso me dejaron como tarea apuntar absolutamente todos los pensamientos sobre mí misma que pasaban por mi cabeza. Lo que apunté en mi libreta fue una sorpresa por demás desagradable. Había reprimendas porque no me había puesto bien la mascara en las pestañas, insultos hacia mí misma porque me había equivocado de calle al buscar una dirección o reclamos furiosos ante el reflejo de mi silueta al pasar frente a un espejo. Pero el shock fue aún más

USA TU CORONA

Cuando me reuní con el doctor Howard Murad en el Murad Inclusive Health Medical Group, él empleó unas tarjetas con frases que ha ido reuniendo durante décadas de práctica con sus pacientes. Son afirmaciones para levantar la autoestima, eliminar miedos o simplemente para que sus pacientes se hagan cuestionamientos que les ayuden a relajarse, ponerse menos obstáculos y vivir más felices con lo que tienen.

A mí me mostró unas 50 frases y de éstas escogí dos:

"Sé imperfecta, vive más tiempo", "Recuerda usar tu corona".

La primera afirmación representa un reto para quienes hemos crecido queriendo ser una Barbie y nos topamos con la realidad de nuestro espejo. La carga es mucha y no necesariamente se refleja en bienestar o satisfacción personal. Es un alivio saber que puedo ser imperfecta y reducir el estrés que requiere desear lo contrario. La segunda afirmación quiere decir que te trates como si fueras la persona más especial del mundo y no como si no valieras nada. Este recordatorio es para que te des un lugar primordial en tu vida y te sientas privilegiada. Sé la princesa de tu propia historia.

fuerte al comprobar que todas las asistentes al curso llegamos más o menos con la misma historia.

¿Por qué podemos ser tan despiadadas con nosotras mismas? ¿Llamarías idiota a alguien querido sólo porque no encuentra una dirección? ¿Te enfurecerías con tu hermana porque le quedaron pegadas las pestañas? No. Pero, junto con la horrible costumbre de hacer lo "socialmente correcto", nos han enseñado a ponernos en último lugar en nuestras prioridades, lo que, en ocasiones, puede hacer que nos tratemos como si valiéramos poco. Peor aún, podemos perdernos el respeto y automaltratarnos como si fuéramos nuestras peores enemigas.

Es hora de parar esa voz tirana. Es el momento en que tienes que tratarte con delicadeza, consideración y amor. Empieza a respetarte. Habla contigo y trátate como si fueras, porque lo eres, la persona más importante en tu vida.

Cuando he ido a presentar *El poder de la ropa*, el libro que escribimos Antonio González de Cosío y yo, siempre digo que uno de los secretos para vestir bien es conocer tu cuerpo, y eso sólo puede suceder frente al espejo. Pero no se trata de que pretendas encontrar a Angelina Jolie reflejada o que te decepciones porque no te pareces a ella. Lo mismo aplica cuando te miras con la intención de maquillarte, peinarte o simplemente verificar que estás presentable: tienes que ser, a la vez, compasiva y realista.

Si bien puedes desear ser más alta, tener los ojos de Penélope Cruz, el guardarropa de Victoria Beckham y la fortuna del marido de Salma Hayek, lo que tienes está ahí frente a ti. Pero recuerda que lo que hay en tu exterior no es ni la mitad de lo que posees como persona. Tu inteligencia, talento, simpatía, sentido del humor, sociabilidad y amor por los demás son una parte fundamental de tu valor personal.

Basta de culpar a tu mamá por decirte que tu hermana era más bonita o a tu primer novio que te atormentaba porque tenías las caderas grandes. Es más, hay que dejar de reclamarte tu poca fuerza de voluntad o sentirte avergonzada por no adelgazar, no tener tiempo de pintarte el pelo o no lucir unas uñas divinamente arregladas como quisieras.

Olvídate ya de los estándares hollywoodenses. Libérate de lo que la gente dice o piensa. El momento en que hoy te veas al espejo debe ser íntimo y totalmente egoísta. Mira bien lo que tienes ahí, todavía no te digas nada. Obsérvate y date cuenta de que esos ojos, esa sonrisa, ese pelo, ese cuerpo son únicos y sólo tuyos. No te permitas emitir ni un juicio de valor. Vuelve a recapacitar en que hay muchos tesoros también guardados dentro. Simplemente contempla a esa mujer que hoy se acepta, se gusta y se siente con la capacidad de estar cómoda dentro de esa figura y tener ese rostro. Eso también implica saberte imperfecta, pero única. No hay nadie igual a ti. Eres una obra de arte original.

Dile adiós al dolor que te causaba ser tú y dale la bienvenida a la posibilidad de entender que no eres modelo y que hay cosas que no te gustan y puedes cambiar. Pero recuerda que lo más importante viene desde dentro y tiene que ver con aceptarte y quererte como eres, sin desear parecerte a nadie más.

Es importante que la comunicación contigo misma sea positiva y constructiva. "Ahora observa cómo estás comunicando lo que vales a los demás. ¿Estás usando un vocabulario negativo? ¿Te estás degradando?", cuestiona Sheila Kennedy, autora de *You Had It All Along* (Lo has tenido todo el tiempo). "Encontrar tu voz después de descubrir tu valor es crucial. Acabas de observarte bien y probablemente te has dado cuenta de las virtudes y talentos que van más allá del crédito que te dabas. No es suficiente que los hayas descubierto; por favor, compártelos."

Sé que la fuerza interior no llega milagrosamente, que te tomará tiempo convencerte de que es posible dar este giro.

Pero, créeme, que te sepas vulnerable te hará aún más poderosa. "Sí, soy imperfecta y vulnerable, y algunas veces tengo miedo, pero eso no cambia la verdad de que soy valiente y merecedora de amor y pertenencia", dice Brown. Repite esta frase día y noche hasta que sea parte de ti.

Cuando se cruce el pensamiento destructivo mándate un mensaje de rescate. "Desde el poder dentro de ti di: 'Me amo y acepto como soy'", insiste Lakeysha-Marie Green, autora de *The Seeds of Beauty. Defining Your Beauty and Style from the Inside Out* (Las semillas de la belleza. Definiendo tu belleza y estilo de dentro hacia fuera).

EL ESTRÉS QUE DESTRUYE

La autoexigencia, tratar de hacer todo y que las 24 horas del día no alcancen. Un suceso triste y fuerte como la muerte de un ser querido, un divorcio, una mudanza, quedarte sin trabajo o cambiar de país o empleo pueden ser fuentes de un aumento considerable del nivel de estrés.

Más adelante verás como el doctor Murad reconoce el estrés como uno de los elementos más dañinos para la salud de la piel. Además, en un nivel emocional el estrés puede llevarnos hasta límites peligrosísimos que coquetean incluso con la muerte.

El estrés en una dosis constructiva y soportable puede constituir un reto para mejorar tu desempeño sin poner en riesgo tu bienestar físico o mental. Suele estar presente en tu carrera, en tu maternidad o en tus relaciones personales para hacer que te esmeres más y logres metas que, de otra manera, no te hubieras planteado. Pero el verdadero reto es que controles su poder sobre ti y tu vida. Resulta favorable, por ejemplo, cuando necesitas coordinar un equipo de trabajo para hacer una presentación. Sin embargo, puede llegar a destrozar tu profesión, tu familia y tu paz interior si lo dejas llegar demasiado lejos, de tal manera que se vuelva incontrolable.

Si sientes que estás a punto de quebrarte, si tus lágrimas están contenidas y sólo necesitas un pequeño estímulo para echarte a llorar o has perdido la pasión y el interés por todo, ya que el cansancio te domina, tienes que tomar serias medidas para revertir el efecto nocivo del estrés. Otros síntomas que debes observar como peligrosos son ataques de pánico, pérdida de memoria, falta o exceso de apetito, irritabilidad, fatiga extrema e insomnio.

Algunas personas encuentran en la meditación, el yoga y las actividades artísticas —música, pintura, escultura, baile o fotografía— una manera efectiva de drenar su estrés. Otras optan por terapias psicológicas u ocupacionales que les proporcionan placer y bajan la tensión del día a día. Sea cual sea la fórmula que te funcione, es preciso que la encuentres y le dediques un tiempo considerable para relajarte y vivir en paz. Tu cuerpo, tu mente y tu espíritu te lo van a agradecer.

LA HIPOCONDRÍA NO ES SEXY

Imagínate que tienes dos galanes y debes elegir uno para salir con miras a que sea tu pareja. Uno de ellos es atlético, le gusta comer, pero prefiere platillos saludables y goza de buena salud. El otro siempre está agripado, se queja de dolores de muela y cada vez que te invita a comer termina con dolor de estómago por toda la grasa que ingirió. Supongamos que los dos son igualmente guapos y encantadores, ¿a cuál escogerías?

Por desgracia, nadie está libre de enfermarse, pero cuando la falta de salud se vuelve un problema recurrente para una persona hay tres posibilidades: la primera es que realmente esté enferma de algo grave y por eso presente varios síntomas aparentemente inconexos que hay que atender antes de que se vuelvan peligrosos; la segunda es que no se cuida lo suficiente y la cadena de quejas y dolores se debe a su desidia por ir al médico a tratar sus males. Por último, cabe la posibilidad de que sea hipocondriaca y exagere con frecuencia sus malestares sin que haya un fundamento para quejarse, por lo que está siempre preocupada por su salud.

La hipocondría puede resultar una manera efectiva de llamar la atención y obtener cuidados en un principio, pero después se convierte en un verdadero lastre para el individuo y la gente que lo rodea.

Seamos sinceras: una persona enferma no se ve bonita. Pero si encima ha hecho de sus dolencias una forma de relacionarse con los demás, va a darse cuenta, muy pronto, de que acabará cansando a la gente a su alrededor. Sucederá como en el cuento de Pedro y el lobo, en el que Pedro suele alarmar a los pobladores vecinos de que viene el lobo a comerse las ovejas. Pero resulta que un día, efectivamente, llega el lobo, y cuando Pedro grita para alertar a sus vecinos ya nadie le cree. Justo eso es lo que sucede con una persona que una semana tiene gripa, a la siguiente dolor insoportable de estómago y después migraña. El día que verdaderamente tenga una enfermedad digna de llevarla a urgencias nadie la va a tomar en serio.

Así que a sacudirse las quejas, consultar al doctor para remediar las dolencias y ¡a gozar la vida!

SENTIR VERGÜENZA ES ENTERRARTE VIVA

Brené Brown dice que la vergüenza se alimenta del secreto. Es decir, de no poder expresar lo que te provoca ese horrible sentimiento. "Lo peor que puedes hacer cuando te sientes así es tratar de ignorar la sensación, hacer caso omiso de eso que te duele y enterrar tu malestar porque eso lo único que logra es legitimar y alimentar la vergüenza —confirma—. Ser dueñas de nuestra historia es fuerte, pero ni cercanamente más difícil que pasar nuestra vida huyendo de ella." A la vergüenza no le gustan las palabras, ama existir en secreto, por eso, "lo más peligroso que podemos hacer después de una experiencia vergonzante es escondernos y enterrar nuestra historia." Se requiere de una buena dosis de valentía para aceptar que una puede sentirse avergonzada de ser quien es; hacerlo es el primer paso para lograr que esa sensación cambie.

Si te quedas en casa porque te sientes fea, poco hábil o tienes la impresión de que siempre estás fuera de lugar, bien podrías comenzar a cavar tu tumba, acostarte en ella y cubrirte con tierra. Guardarse es como una autoprotección efectiva, pero sólo te hunde en tu estado incómodo y te aísla de lo que podría ayudarte a recuperar una vida activa y plena.

Empieza a pensar que nadie es perfecto. No se espera tampoco que tú lo seas. Una mujer guapa o atractiva, de hecho, no cumple los requisitos estéticos de 10. Pero lo que ellas han logrado es aprovechar al máximo lo hermoso que tienen (y aquí es tan importante el carácter como otras cosas aprendidas, como la cultura o caminar graciosamente) y han sido capaces de aceptar sus defectos. Es un acto de compasión y aceptación consigo mismas que da como resultado una gran seguridad.

"El corazón de la compasión es la aceptación", agrega Brown. Debemos saber que nadie es perfecto y que en el momento que estemos bien sabiendo que somos humanas estaremos en condiciones de ser compasivas con nosotras y con los demás.

AMADA POR TODOS, PERO NO POR ELLA MISMA

Un dicho afirma que hay que tener cuidado con lo que se desea. A todos nos ha pasado que lo que creemos que es un golpe de suerte resulta ser el ancla que nos lleva al fondo del abismo. Ése fue el caso de lady Diana Spencer, quien fue princesa de Gales y cuya corona, durante su matrimonio con el príncipe Carlos, no fue de diamantes, sino de espinas.

La inseguridad de esta mujer se notaba desde su postura. Su mirada cautelosa, casi avergonzada, siempre se proyectaba con la cara hacia abajo. Los hombros hacia delante, los pasos discretos, como queriendo no ser mirada. Sin embargo, ella tomó la decisión de convertirse en princesa y luchó contra todo su ser para estar a la altura de su nueva posición.

Con los años, Diana superó los trastornos alimenticios que la llevaban a subir y bajar de peso sin cesar, adquirió más seguridad dentro de su propio cuerpo y fue capaz de hacer de su personalidad e inteligencia lo más atractivo en ella. Esto no quiere decir que escatimara en recursos para aprender a vestirse y a arreglarse como la celebridad que terminó siendo. Pero lo que el mundo lloró, al momento de su muerte prematura, fue la pérdida de una mujer sufrida que había construido con su propio dolor una compasión y un amor al prójimo que la hicieron merecedora del sobrenombre que la proclamó como la Princesa del Pueblo.

LA AMARGURA, UN BARRIL SIN FONDO

El sabor amargo no es agradable cuando se trata de un carácter que todo lo ve problemático, negativo y en su contra. Nadie quiere estar junto a una persona así, pero es aún peor serlo.

El problema de la amargura es que no conoce límites. Las situaciones parecen adversas, los conflictos normales toman dimensiones extraterrestres, las personas se tornan enemigas y la existencia se siente árida o sin sentido.

Pero, más allá de la desazón con lo externo y el repudio que se puede expresar en uno o muchos momentos, está el sentimiento negativo que habita por dentro. Una persona autorrechazada se desdeña a sí misma. Se odia tanto como detesta a los demás. No puede ni quiere darse lujos, placeres, pequeños momentos de paz o alegría porque se ha enganchado en su "estar en conflicto" y se le ha vuelto un hábito, un refugio, una manera de no enfrentar su secreto: no se quiere a sí misma.

Muchas veces, esas personas que aseguran estar más allá de lo superficial, que no parecen tener interés en pasarse un peine por las mañanas o que, aparentemente, les tiene sin cuidado lo que piensan los demás de ellas son las que más necesitan validarse. Quieren sentir que realmente son importantes y que cepillarse el pelo, comprarse ropa nueva o buscar pertenecer a un grupo de personas exitosas no es para superficiales, sino para los seres que quieren pertenecer, sentirse amados y realizados en la vida.

EXAGERAR PARA TRATAR DE SER BELLA

Mucha gente padece el trastorno dismórfico corporal, el cual hace que alguien vea defectos en su físico que para otras personas no son aparentes. Hay mujeres que se dedican a mirarse en el espejo, se atormentan con algo en su físico y sienten que su insatisfacción se debe a eso que no les gusta. Otras utilizan maquillaje pesado o se cubren con anteojos y sombrero para disimular lo que consideran desagradable en el rostro. La incomodidad ante lo que creen "su defecto" les genera una ansiedad y una vergüenza insoportables, al grado de que evitan salir de casa y se aíslan totalmente. La depresión no se hace esperar y puede llegar a casos extremos, como intentos de suicidio.

En mayor o menor medida, este trastorno es el causante de que muchas mujeres acudan al consultorio médico en búsqueda de todo tipo de procedimientos —botox, peelings, láseres y demás— y correcciones de "defectos", para luego querer hacerse otra cosa y otra, hasta que se deforman completamente. Someterse a cirugías y tratamientos de belleza invasivos puede convertirse en una adicción tan dañina y costosa como el alcoholismo o la drogadicción, al grado de que estas personas, que buscan un físico de modelo, pueden perder no sólo sus ahorros y su dignidad, sino también poner en peligro su vida.

Una de las principales dificultades de este trastorno radica en que no es sencillo, para un médico que trata al paciente por primera vez o cada tantos años, detectar que se trata de un problema psicológico y no físico el que lleva a esa persona a su consultorio. De tal modo que, en lugar de terapia, una mujer se somete a varios procedimientos estéticos y termina sintiéndose tan insatisfecha como al principio.

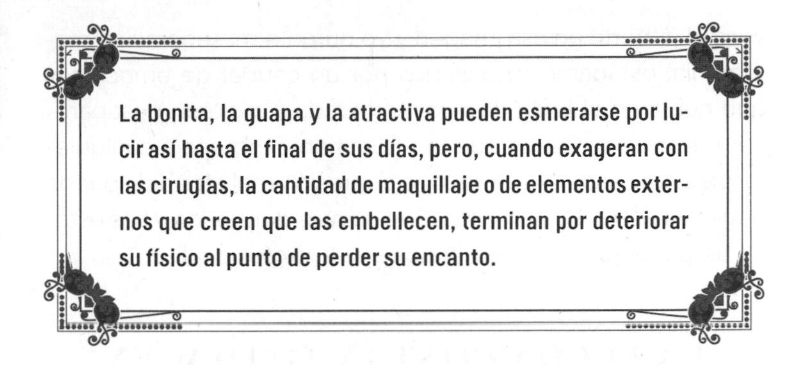

La bonita, la guapa y la atractiva pueden esmerarse por lucir así hasta el final de sus días, pero, cuando exageran con las cirugías, la cantidad de maquillaje o de elementos externos que creen que las embellecen, terminan por deteriorar su físico al punto de perder su encanto.

DEPRESIÓN QUE BORRA LA HERMOSURA

Nunca voy a olvidar el día en el que uno de mis mejores amigos vino con su primo Alberto a visitarme cuando acababa de separarme de mi marido. Estaba devastada por mi situación emocional y, aunque hice mi mejor esfuerzo por atenderlos y disfrutar la cena con ellos, en un momento dado Alberto me dijo: "Oye, ¿qué te pasó?, ¡tú eras guapa!". *¡Eras! ¡Eras!* Esa palabra marcó un incómodo silencio y se clavó en lo más profundo de mi corazón. Aún dolida, traté de ser cortés al responderle: "Es que estoy triste, seguramente por eso no me veo guapa".

Sólo para sacarme la espinita de esa amarga anécdota, voy a reconocer que hace muy poco tiempo el mismo amigo me mostró una foto en donde estaba con Alberto. No soy vengativa ni puedo decir que me dio gusto, pero mi sarcasmo no se hizo esperar cuando percibí lo acabado y desmejorado que se veía. ¿Quién podría resistir la tentación? Yo no. Así que dije: "Mmm, Alberto debe de haber estado muy triste estos últimos años porque era guapo y ya no lo es". Mi amigo y yo nos reímos. Pero es verdad, Alberto en esa imagen y yo durante mi separación matrimonial estábamos rebasados por un caudal de emociones que nublaron el brillo de nuestra mirada e hicieron desaparecer nuestra sonrisa. Es que la tristeza ensombrece a cualquiera, pero, en casos extremos, una depresión mal atendida puede poner en riesgo hasta la vida. Si te sientes deprimida y has estado así por algunos meses, busca ayuda profesional.

LA LUCHA CONTRA TU IMAGEN

Sentirse en desventaja puede, incluso, poner a una persona al filo de la muerte. Éste es el caso de las mujeres que padecen desórdenes alimenticios. Un trastorno como éstos hace que la baja autoestima se vea comprometida en una relación enfermiza con la comida.

Está la mujer que se atraca de comida sin control, acción que responde, en la mayoría de los casos, a un vacío emocional que se intenta llenar con la ingesta de alimentos. El problema suele ser que no se gusta a sí misma y el sobrealimentarse es una manera de castigarse y eternizarse en el cuerpo con exceso de peso, que tanto odia. Gran parte de las obesas padece de este mal.

La anorexia suele implicar un exceso de control con los alimentos, que se traduce en llevar la dieta a un extremo tal que se niegan a comer, con lo que ponen en riesgo su vida. Muchas veces se ayudan con laxantes, diuréticos, ejercicio extremo o, incluso, exponiéndose a temperaturas muy bajas para perder peso. La frase "muero de hambre" para ellas nunca ha sido más real. He entrevistado a adolescentes que comían tres uvas al día y llegaron al hospital al borde de la muerte, con los dientes flojos por la desnutrición, una cantidad escasa y opaca de pelo en la cabeza, pero un cuerpo cubierto del vello característico de esas pacientes (el organismo reacciona produciendo un abrigo natural para evitar que el cuerpo pierda más calorías). La obsesión por bajar de peso se lleva al extremo porque ellas no pueden verse delgadas, aunque estén en los huesos, pues su mismo desorden las ciega y hace que su autoimagen se distorsione. La naturaleza les juega bromas pesadas, pues, entre otras cosas, interrumpe la menstruación y les produce protuberancias en un cuerpo que lucha por guardar provisiones ante la hambruna al que ha sido sometido.

También están las bulímicas, quienes comen, pero inmediatamente se provocan el vómito. Ese terrible hábito produce grandes problemas gástricos, dentales y mentales, entre muchos otros. No es nada raro ver que una bulímica no sea delgada, pues su cuerpo reserva todo lo que puede por los escasos minutos que tiene comida en el organismo. Esto hace que se produzca un círculo vicioso, pues la persona cae en un estado de ansiedad que la hace comer más, vomitar con más frecuencia y padecer depresión.

Los tres desórdenes alimenticios antes mencionados se consideran enfermedades psiquiátricas y deben ser tratadas por profesionales especialistas en la materia. Hay clínicas en las que estas pacientes se internan o asisten para aprender a comer sanamente, vivir sin culpa, verse objetivamente ante el espejo y tener una actitud de amor y compasión ante ellas mismas.

Resulta indispensable mencionar que la autoimagen, en gran parte, la construyen o destruyen los padres. Una serie de comentarios negativos sobre su cuerpo, por ejemplo, pudieron marcarlas para siempre. O lo contrario: escuchar que sus papás las aprueban puede ser el comienzo de una buena autoestima.

NADIE SABE LO QUE SE LLEVA DENTRO

Todas pensaríamos que para llegar a ganar varios Grammy, tener millones de seguidores en Twitter, ser considerada Mujer del Año por una revista como *Glamour* o por MTV o aparecer en la lista de *Forbes* como la cantante más poderosa se necesitaría tener una seguridad sólida como el acero. Pero lo que no suele percibirse, tras los exóticos disfraces de Lady Gaga, es que lo que permanece oculto entre telas y adornos es una chica frágil que fue el objetivo de innumerables burlas en la escuela, que sufrió desórdenes alimenticios y que hasta el día de hoy lucha contra su propia imagen.

En una entrevista que apareció en las páginas de la revista *Glamour*, Andy Cohen, del Canal Bravo, tuvo la oportunidad de preguntarle a Stefani Joanne Angelina Germanotta, mejor conocida como Lady Gaga, si se sentía bonita. La respuesta, cándida y directa, es, a la vez, reveladora. "No de una manera convencional. Si hubiera una ecuación matemática para la belleza, no sé si yo sería el algoritmo. Siempre he estado bien con eso. No soy una supermodelo —comentó la cantante—. Yo hago música. Quiero que mis admiradores se sientan como yo y que sepan que lo que tienen para ofrecerle al mundo es tan importante, incluso más, que lo que está pasando en el exterior." Los disfraces, acepta Gaga, están para no tener que enfrentar la realidad con la gente que quiere ver a una popstar. "Todos se ríen siempre porque me siento más cómoda con, digamos, una gran bolsa de papel en mi cuerpo y pintura en mi rostro. Me esfuerzo para quitarme todo eso. Pero inevitablemente lo que está en el centro no es perfecto. Y no creo que llegue a serlo." Lo cierto es que con más de 24 millones de álbumes vendidos, un cuerpo delgado y estético, así como un rostro armónico, esta mujer se declaró, en ese artículo, como un alma torturada.

PUEDE SER QUE NO EXISTA LO QUE VES

También está la dismorfia muscular, como la llamada *vigorexia*, en la que un individuo se obsesiona patológicamente porque siente que su cuerpo no tiene músculos y, por lo tanto, lo trabaja hasta el extremo. Este padecimiento en los hombres se conoce como complejo de Adonis, y en ellos se presenta con mayor frecuencia, aunque nosotras no estamos libres de sufrirlo.

Nosotras podemos padecer este tipo de trastornos que nos hacen ver algo que no es real. He escuchado historias de mujeres que no se permiten entrar por una puerta porque se sienten demasiado anchas para caber a través de ella y, sin embargo, son delgadas. Otras se consideran feas cuando en realidad su físico es muy agradable. También he conocido a mujeres con sobrepeso que se consideran delgadas y no entienden por qué sus seres queridos están preocupados por su salud.

LA SOMBRA DEL MIEDO

Tienes temor de verte imperfecta, de que los demás notemos que tienes tal o cual defecto, de que no formas parte del selecto grupo de las bonitas, guapas o atractivas. Cierras tus ojos, tapas tus oídos y aprietas los labios porque no hay nada peor que sentir miedo. Por eso no ves, no oyes ni dices lo que todos los demás sabemos: que eres valiosa y única. La buena noticia es que, al haberte decidido a leer este libro, te has empezado a dar cuenta de que hay miles de oportunidades para descubrir lo positivo en ti, aceptar lo que no puedes modificar y dejar de compararte con el resto de las mujeres.

Saber que has sentido miedo es un paso fundamental para dejar de experimentarlo. La seguridad llegará con el tiempo. Pero no está de más tranquilizar tu mente y tu corazón con una afirmación contundente: es mejor ser feliz que ser perfecta. Para allá apunta tu destino.

PÁNICO A ENVEJECER

"Mi relación con la belleza no comienza con la cara o la figura, sino con la mente. Si puedes aprender a usar la mente de la manera que utilizas un soplido de poder, vas a ser verdaderamente bella."

SOFÍA LOREN, ACTRIZ

Para ser inmunes al envejecimiento tendríamos que haber vivido en una burbuja. La sociedad se ha encargado de decirnos que la belleza es sinónimo de juventud y el paso de los años suele ser una carga emocionalmente fuerte, sobre todo para nosotras, que hemos sido criadas con la misión de ser atractivas hasta el último día de nuestra existencia.

Hemos visto a mujeres madurar al natural con toda elegancia, como Helen Mirren o Maggie Smith, y también nos han dejado con la boca abierta los aciertos al elegir los tratamientos y procedimientos a los que se han sometido Sofía Loren, Kristin Scott Thomas, Diane Lane, Rene Russo y Carmen Dell'Orefice, que, francamente, las han dejado estupendas. Pero entre estos extremos hay infinidad de señoras que han perdido la belleza de su rostro y se han convertido en una especie de Frankenstein con tal de no envejecer. Lo más cruel de todo es que ni siquiera se ven jóvenes, sino monstruosas.

Nada tiene de malo tratar de conservar un rostro rozagante o un cuerpo firme y hacer uso de la tecnología, entre otras medidas, para lograrlo. Lo que resulta brutalmente antinatural es intentar verte de 20 o 30 años cuando tienes 50, 60, 70 o más. Simplemente no hay manera de engañar al mundo, por más operaciones, fillers y botox que te apliques.

Así que la batalla debe librarse desde otra trinchera y ésta, sin duda, no se encuentra en la piel, el cuerpo o el pelo, sino en la mente. La juventud sólo puede conservarse genuinamente si el alma no envejece. Un buen nivel de energía, sentido del humor, interés por seguir aprendiendo cosas y amor por la vida son aspectos que hacen la diferencia, porque al final, con arrugas o sin ellas, tu bienestar dependerá de que sientas y goces plenamente los grandes y pequeños placeres de la vida.

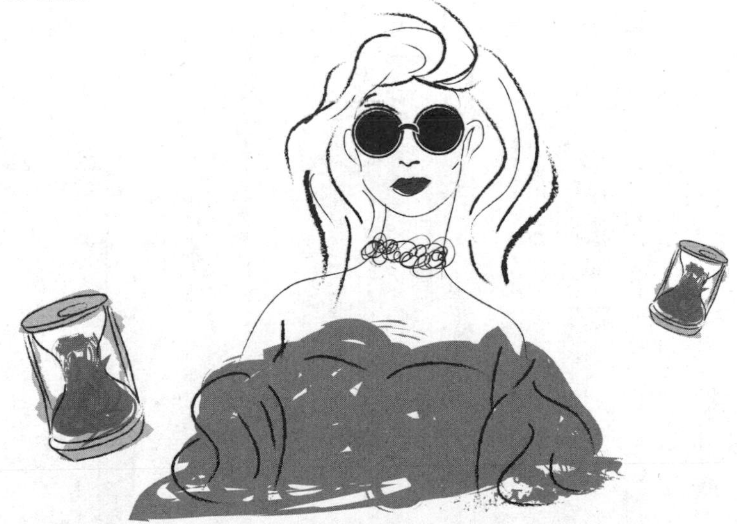

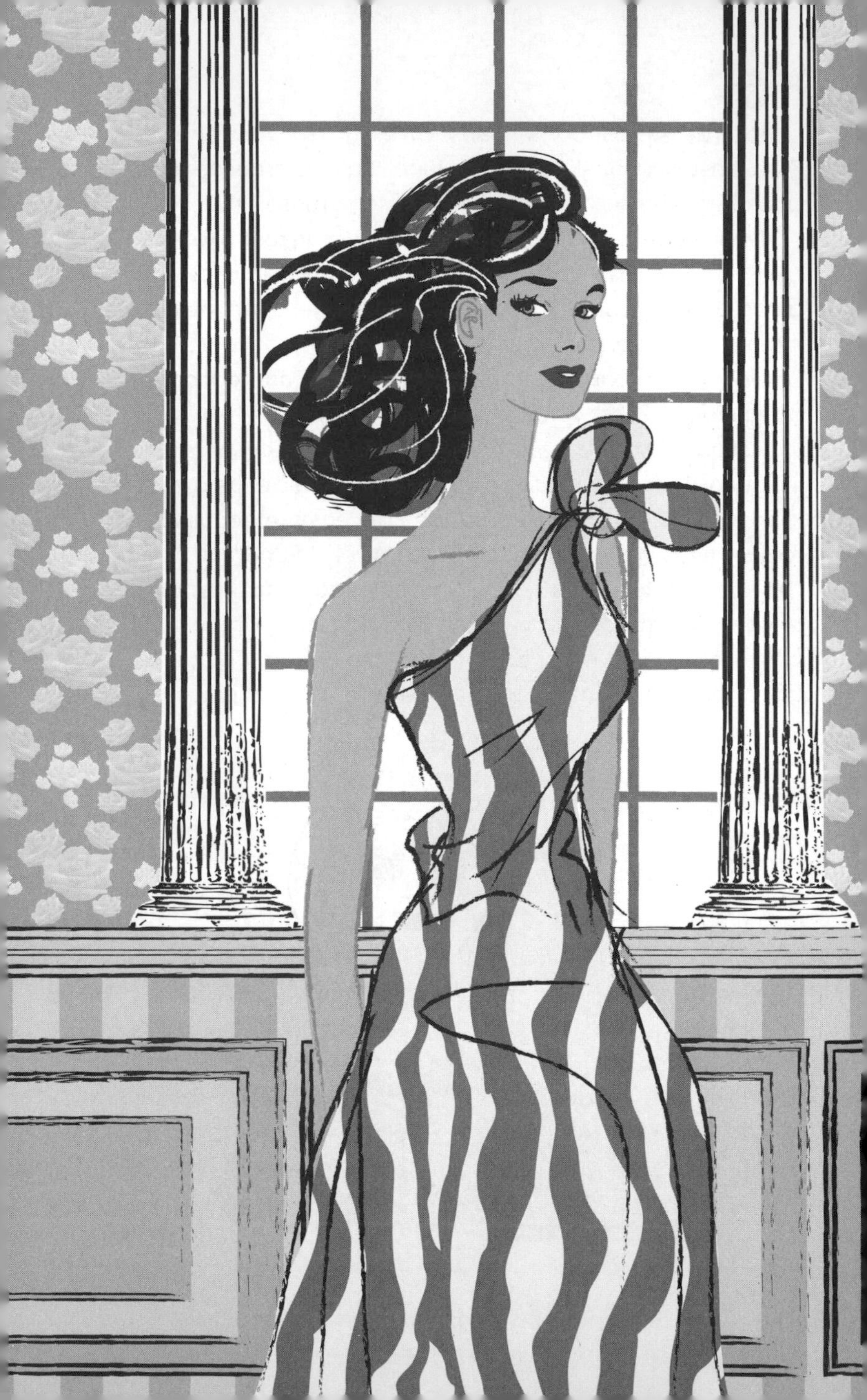

4

DE LA CONFIANZA A LA BELLEZA

"Cómo te ves o, más importante, cómo te perciben los demás define tu vida en docenas de sutiles maneras desde la cuna hasta la tumba."
GORDON PATZER, AUTOR DE *LOOKS: WHY THEY MATTER MORE THAN YOU EVER IMAGINED*

Si pensabas que la belleza era algo superficial, seguramente ya has descubierto que es todo, menos eso. Sentirse hermosa es saber lo que vales, lo que tienes y lo que has logrado a lo largo de tu vida.

Parte del aprendizaje en el camino hacia sentirte bien contigo misma tiene que ver con darte permiso de amar lo que eres y la vida que llevas. No para todas es fácil llegar ahí, pero la buena noticia es que puedes ir poco a poco, alcanzando pequeñas metas al principio y enormes logros después.

Haz los cambios mentales que necesitas para aceptarte. Transforma los hábitos que te han alejado de tu autoconfianza. Adopta una rutina de ejercicios que te dé energía, una dieta que te nutra y un pasatiempo que te apasione. Cuida tu piel, tu cuerpo, tu pelo, pero nunca olvides hacerte cargo de tu alma.

Al fin y al cabo, una mujer hermosa se siente relajada respecto de su físico y no torturada con los tratamientos y rutinas de belleza que la dejan con demasiado spray en el pelo, exageradas curvas artificiales en el cuerpo, un color de piel extremo o unas uñas gigantescas. Ser bonita, guapa o atractiva no requiere de ningún exceso, sino de un balance; mas no se trata sólo de uno físico, sino también de uno mental y anímico.

ACEPTA TU BELLEZA

Parte del problema general en la concepción de la belleza es que recibimos centenares de mensajes diciéndonos que siempre debemos vernos jóvenes. Las películas, los libros, las revistas, la televisión, etcétera, nos bombardean con productos de belleza, tratamientos, cirugías que nos pueden ayudar a retrasar el paso del tiempo. Como es lógico, todas queremos vernos 10 años menores y muchas veces caemos en la trampa de no envejecer con dignidad. Nos han creado una ansiedad por lucir mejor y una necesidad absoluta por encontrar los medios para lograrlo. "La autoestima de una mujer debe estar atada a sus logros, no a su apariencia —dice Rhode—. Para que la apariencia sea una fuente de placer en lugar de ansiedad, no debe determinar cuánto vale una mujer."

No me cansaré de repetir que para vivir bien contigo misma debes tirar a la basura los estereotipos que dictan en buena medida que una mujer debe tener determinado color de ojos, piel o pelo. Estas ideas son para la gente limitada.

ABRE TU MENTE Y TU CORAZÓN

En el libro *Looks: Why They Matter More than You Ever Imagined*, Patzer asegura que el aspecto de las personas se ha vuelto más importante en esta sociedad volcada al culto por la belleza de las celebridades. El efecto que él denomina *lookism* consiste en la manera que la gente te trata a partir de cómo te ves. "Las personas juzgan a los demás (igual que a los libros) por su portada, —dice el investigador—. Pero tú puedes revertir este fenómeno. Empieza por conocerte a ti misma. Haz conciencia después sobre cómo juzgas a los demás y sé más sensible al interactuar con las personas."

Abrir tu mente y tu corazón significa que no debes calificarte utilizando como referencia a una modelo o estrella de cine. Quiere decir que valoras tu belleza, interna y externa, la que te hace única e irrepetible. Deja de juzgar y criticar en silencio o en voz alta a las que no son perfectas simplemente porque tú tampoco lo eres. Perdona tus defectos y trabaja para transformar los que puedes; sé compasiva con los que no tienen remedio. Reconoce que todas merecemos una corona que nos haga sentir bien con nosotras mismas, que la tuya está ahí, a tu disposición, para cuando decidas ponértela.

CAMBIA TU ESTILO DE VIDA

Muchas veces puedes sentirte frustrada porque no has logrado lo que esperabas o no te sientes apreciada ni por ti misma, pero no te has puesto a pensar que el ojo del huracán está en cómo vives. Una colega mía parecía la persona más negativa del mundo. Se quejaba todo el tiempo de lo mucho que trabajaba (lo cual era cierto), estaba muy descontenta con su cuerpo porque tenía sobrepeso y su personalidad parecía la de una mujer amargada. Así que no resultaba una buena candidata para un puesto más importante a los ojos de su jefe, y entre sus compañeros no siempre era bien recibida. Pero un buen día decidió salir de ese círculo vicioso y comenzar por donde ella podía tener más control: su propio peso. Se sometió a un programa para adelgazar saludablemente y mientras menos kilos tenía, más contenta lucía y mucho mejor arreglada se presentaba a trabajar. Llegó el momento en que su jefe decidió ofrecerle un ascenso y éste le otorgó un aire de satisfacción y seguridad que le endulzaron el carácter. Hoy es una mujer delgada, saludable, realizada y, aunque trabaja tanto o más que antes, se ve mucho más completa y satisfecha.

Te invito a reflexionar sobre cuáles son tus frenos. Si bien es cierto que no todo depende de ti en lo que se refiere a tu carrera, tu vida amorosa o tu economía, debes considerar que hay muchos aspectos que sí está en tus manos cambiar. Puede ser desde algo tan pequeño como crear el hábito de desayunar saludablemente todas las mañanas, hasta algo más ambicioso como ahorrar dinero para comprarte un auto o un departamento.

Con pequeños y grandes logros irás construyendo, a manera de los bloques de Lego, uno sobre otro, mayores satisfacciones, mejores condiciones de vida y una forma más generosa de valorarte para sentirte feliz.

SENTIRTE SEXY EN LA CAMA Y FUERA DE ELLA

Ser sexy va mucho más allá de tener un cuerpo tentador, unos labios carnosos o una melena larga y rubia. La sexualidad en una mujer se aloja junto a su libido: en la mente. Ella tiene que sentirse sexy para proyectarlo y, desde luego, ser hábil al comunicarlo a través de su postura, su caminar, la manera en que se acaricia el pelo, una sonrisa coqueta y una comunicación no verbal que hable de apertura.

Las pupilas harán su trabajo al dilatarse y la mirada será penetrante para mandar el mensaje de que alguien le agrada. Las manos pasearán por su pelo mientras se provoca el movimiento de su cabellera, al tiempo que su sonrisa con labios húmedos indica una cierta aceptación al cortejo. Cuando camina, la seductora utiliza su cintura como eje, permite que sus caderas establezcan una placentera cadencia y sus pisadas son firmes, pero suaves. Ella se sabe poderosa, deseada y con posibilidades de negociar y salir ganando. Aquí entra en juego el déficit sexual al que se refiere Catherine Hakim en su libro *Capital erótico*, según el cual tenemos una ventaja frente a los hombres porque sabemos que ellos quieren sexo y nosotras decidiremos si deseamos dárselo o no y cuándo.

Es este conjunto de señales lo que fascina a un hombre, mucho más que la belleza. No hay sobrepeso, asimetría o edad que importe. Una mujer que conoce y usa su poder sexual es flor para las abejas. Lo curioso es que una misma mujer puede enviar estas señales o, bien, emitir un comunicado no verbal de que quiere que la dejen tranquila, pero no siempre lo hace de manera consciente. Otras veces se producen situaciones complicadas simplemente porque ella siente ganas de validar su poder sexual, pero no tiene un verdadero interés en que alguien en particular se le acerque. Hay también ocasiones en que la compuerta de la seducción parece cerrada porque internamente hay una serie de inseguridades, miedos o incluso duelos que no le permiten expresar su deseo sexual. No obstante, cuando el poder sexual puede ejercerse en libertad y con intensidad, la mujer que lo posee no sólo va a ser más proclive a experimentar y gozar el sexo, sino que también va a inventar diferentes recursos para darse a desear y consumar sus fantasías.

OBSTÁCULOS EN EL CAMINO

Una mujer siempre quiere saber y sentir que es sexy. Sin embargo, esa seguridad no siempre llega fácilmente. He aquí algunas piedras en el camino que complican llegar a este punto:

- **Concentrarte en tus defectos físicos: mejor siente y goza, antes que pensar en lo que no te gusta de tu cuerpo. Estás ahí porque a él le agradas.**
- **Sentir vergüenza por demostrar lo que sientes o quieres: en el sexo todo se vale mientras los dos estén de acuerdo en lo que desean. No hay nada que deba hacerte sentir mal.**
- **Esperar a que el hombre se encargue de todo: la responsabilidad en el placer sexual es de los dos y asumir un papel activo te hará sentir sexy y poderosa.**
- **Miedo al ridículo: en el calor de una escena sexual la imaginación no tiene límite. Inventa, diviértete, goza y olvida que existe una dimensión en la que hay que seguir reglas.**

¿QUIÉN LA QUIERE DE RIVAL?

Hace algunos años, las noticias se concentraban en la separación matrimonial de la pareja que parecía perfecta. La hermosísima Nicole Kidman y el apuesto Tom Cruise habían decidido vivir cada uno por su lado. Pero la prensa rosa no tardó en descubrir que Kidman fue rápidamente sustituida por nada menos que Penélope Cruz.

Cruise no pudo evitar enamorarse de Cruz al verla en la película española *Abre los ojos*. Tanto le gustó al actor el desempeño de Penélope que decidió volver a filmar una versión de ese mismo filme pero en inglés (*Vanilla Sky*), y con él como protagonista. La atracción que sentía por la madrileña sólo se incrementó al trabajar a su lado: vivieron un sonado romance por tres años.

¿Te gustaría ver a tu ex involucrarse en un romance con Penélope? ¡Claro que no! Porque si bien puedes pensar que es guapa y atractiva, lo cual es suficientemente peligroso en una rival, lo cierto es que es terriblemente sexy. O sea, pólvora pura.

Pero ¿qué hay en Penélope Cruz que hace que sea tan sexy? La respuesta es simple: sabe que lo es. Sus labios, su mirada, su pelo y su cuerpo lleno de curvas la respaldan. Sin embargo, es esa actitud de poder y seguridad la que la hace irresistible para los hombres, mientras que para las mujeres se convierte en una verdadera amenaza. ¡Pobre Nicole, debe de haberlo pasado muy mal viéndolos juntos!

TRANSFORMA TU ACTITUD

Ni las flacas, ni las millonarias, ni las que aparentemente tienen un verdadero cuerpazo, rostro angelical y gran fortuna en el banco tienen el monopolio de la felicidad, de ser parte de un matrimonio bien avenido o de gozar de un sexo de película. Hemos visto a decenas de princesas llorar a mares, divorciarse a cientos de estrellas de Hollywood y a miles de millonarias quedar en la ruina o, peor aún, en la más triste soledad. Al final lo que importa no es cuánto tienes, sino que dejes de comportarte como tu peor enemiga y hagas las paces contigo misma.

En la película *Comer, rezar, amar*, Liz, la amiga de la protagonista, llamada Sofi, le dice que no se preocupe por tener *muffin top* (la parte del cuerpo que se desparrama sobre el pantalón cuando éste queda apretado en el área de la cadera y abdomen). Así va la escena:

Sofi: Sí quiero [se refiere a seguir comiendo una pizza margarita], pero he subido cinco kilos. Es que tengo esto aquí, en mi panza, ya sabes, esto, ¿cómo se llama? ¿Cuál es la palabra?

Liz: Un *muffin top*. También yo lo tengo.

Sofi: Desabotoné mis jeans hace cinco minutos con sólo mirar esto [la pizza].

Liz: Déjame hacerte una pregunta: en todos los años que te has desvestido para un caballero...

Sofi: No han sido tantos.

Liz: De acuerdo. ¿Alguno te ha pedido que te retires? ¿Alguna vez se ha marchado?

Sofi: No.

Liz: Porque a él no le importa. Él está en una habitación con una mujer desnuda. Se sacó la lotería. Estoy cansada de decir no y de despertar cada mañana recordando cada cosa que me comí el día anterior, contando cada caloría que consumí para saber cuánto odiarme cuando me bañe. Yo voy a comer. No tengo interés en ser obesa, pero paso de la culpa. Así que voy a hacer esto: voy a terminarme esta pizza y después vamos a ver el partido de soccer y mañana vamos a hacer una cita para comprarnos unos jeans más grandes.

La gran lección de este diálogo es que no debemos vivir atormentadas y perdernos los verdaderos placeres de la vida, que le dan chispas de humor, alegría y hasta felicidad. Hay que cuidar de la salud, procurar la buena imagen, estimular la mente y llenar el corazón. Pero en ningún momento eso significa someternos al sacrificio. Todo lo contrario, se trata de disfrutar lo más posible.

ACEPTA TU EDAD Y ÁMALA

Dicen que los 50 de ahora son los 30 de antes. Pero habría que ver las fotos de Ali MacGraw, Jane Fonda o de la modelo Inès de la Fressange para comprobar que la madurez puede llegar con una belleza plena. No hay que aspirar, sin embargo, a lucir como modelo o estrella de cine; con aceptar lo que llega cuando pasan los años, en vez de resistirse ante lo inevitable, habrás dado el primer paso para sentirte bella.

La tecnología ha avanzado de modo impresionante para prolongar la vida saludable de las personas, blanquear o alisar la piel y hacer que puedan mantener un espíritu juvenil. Pero el reloj no puede detenerse: las arrugas, las canas, la falta de hormonas y el deterioro del cuerpo van a llegar. Lo único que podemos hacer es prevenir y retrasar lo más posible su efecto. Las cirugías, el bótox y el reemplazo de hormonas son algunas medidas para luchar contra el reloj. Sin embargo, no importa cuántos productos o tratamientos utilices para sentirte más joven, no hay nada como mantener jovial el espíritu.

Si vas a optar por someterte a cirugías, tratamientos o procedimientos como la inyección de bótox, la aplicación de rellenos, etcétera, antes consulta a especialistas con experiencia y credenciales médicas. No recurras a la estética de la esquina de tu casa; mejor busca a un doctor en dermatología o cirugía estética y pídele que te muestre cómo quedaron sus pacientes después de que se realizaron el procedimiento que te interesa.

CAMBIA TU VIDA Y TU MENTE

Estudiar, trabajar, investigar o simplemente ser una mujer curiosa, que gusta de conocer, aprender y gozar, son parte de los elementos que te harán lucir y sentirte más joven y atractiva.

Hacer ejercicio, comer bien, utilizar los tratamientos de piel y pelo indispensables para mantenerlos hidratados y saludables va a hacer que te veas y sientas más energética y gozosa.

Con una buena actitud ante la edad encontrarás la manera de sentirte mucho mejor, pues los años te dan experiencia, autoestima y autoconfianza, cualidades que, naturalmente, en muchas ocasiones no posee la mujer joven.

He conocido a mujeres jóvenes y hermosas que son sumamente inseguras, así como a otras maduras que han encontrado, por fin, el confort y la certeza dentro de su cuerpo imperfecto. Todo consiste en aprender a quererte.

TERCERA PARTE

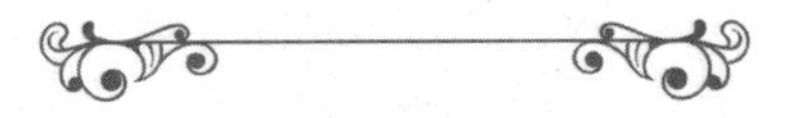

Bella también por fuera

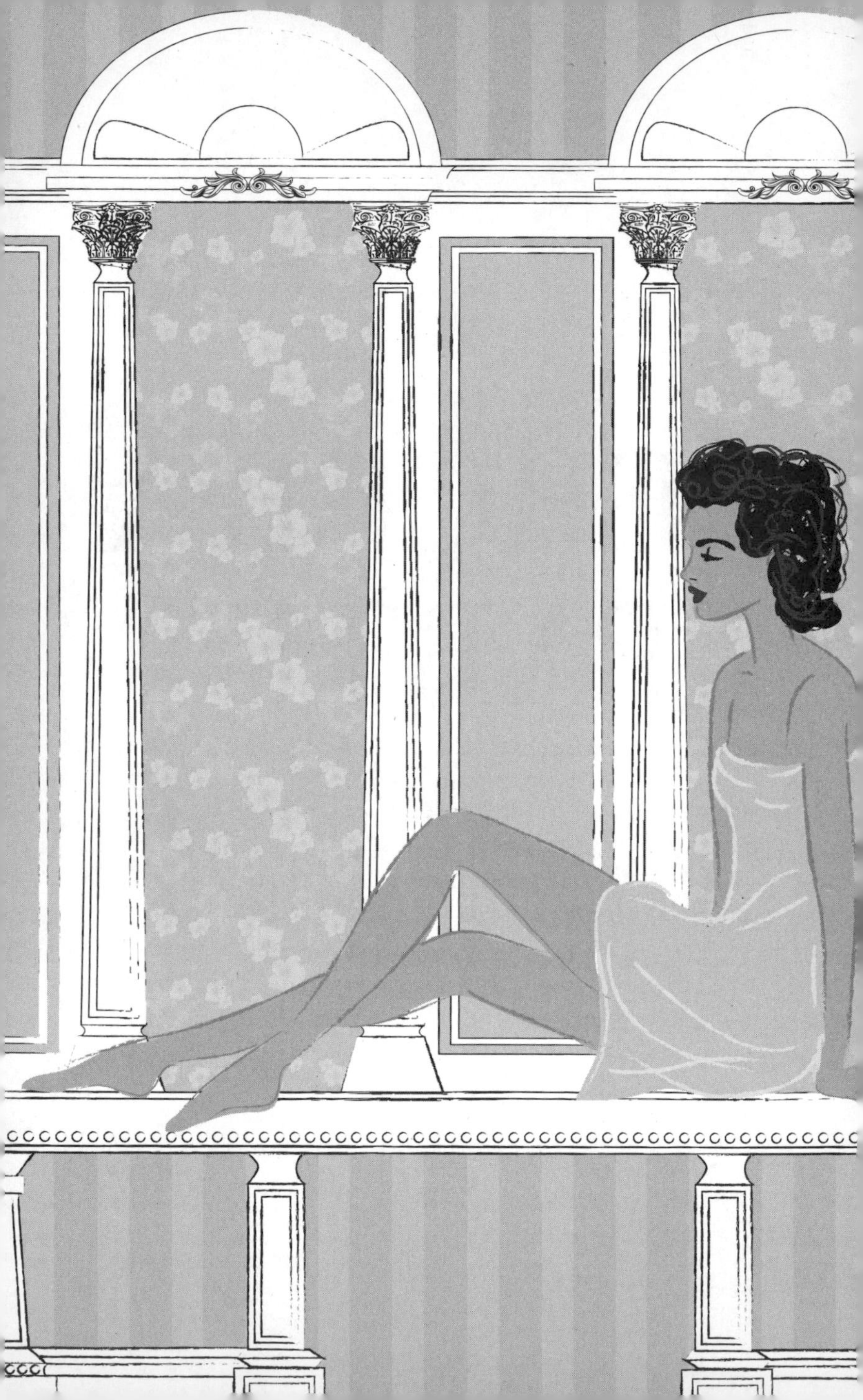

5

EL MUNDO DE LA BELLEZA A TU SERVICIO

Cuando trabajé en una revista en Estados Unidos, hicimos una serie de *focus groups* para saber qué era lo que buscaban las lectoras en nuestra publicación. La respuesta fue la misma en todas las ciudades: las encuestadas afirmaban que querían ver, tanto en la portada como en el interior de nuestras páginas, a mujeres como ellas: chicas normales, bajas de estatura, de piel morena, con sobrepeso, de pelo rizado, con ojos oscuros, etcétera. Después de que analizamos los resultados de todos los grupos, el equipo editorial del cual formaba parte decidió aventurarse por la ruta que marcaban las lectoras. En ese número la imagen de portada fue una joven de piel morena, con sobrepeso y aspecto de lo más común: se convirtió en la edición menos vendida en la historia de esa revista.

El doloroso resultado nos hizo llegar a una conclusión: no queremos ver a mujeres menos bonitas que nosotras en las portadas de las revistas. Por el contrario, mientras más jóvenes, exitosas y bellas sean las chicas que salen en las páginas de las revistas femeninas, más placentera será su lectura y mayor gozo habrá cuando soñemos en ser como ellas. Pero este fenómeno no sólo sucede en las revistas, sino que también deseamos ver a gente hermosa en películas, en programas de TV, en la recepción de los lugares a los que vamos, en nuestras reuniones sociales y hasta en el trabajo. Es más, queremos ser parte de este casting de gente bonita y para ello invertimos tiempo, dinero y energía.

En otras décadas, mostrar un cuerpo completamente bronceado, un peinado hecho en el salón de belleza y unas pestañas postizas eran símbolo de estatus. Pero el criterio ha cambiado y, aunque actualmente nos seguimos cuidando y procuramos adquirir los productos, tratamientos y procedimientos para vernos fabulosas, no queremos que se note nuestra inversión de tiempo o dinero. La belleza ahora debe parecer natural, aunque eso requiera de la maestría de un excelente cirujano o de tomar el sol siempre con la protección debida.

En ocasiones, sin embargo, nuestra dedicación no consigue los resultados esperados porque desconocemos las funciones de los productos, las rutinas de belleza necesarias o la aplicación adecuada de un cosmético. La buena noticia es que eso puede aprenderse y ponerse en práctica desde hoy. He visto a cientos de modelos y actrices llegar a las sesiones de fotos y, francamente, muchas se ven como cualquier chica, nada espectaculares. Sin embargo, con el uso de los productos adecuados, un maquillaje y un peinado favorecedores estas luminarias se convierten en las estrellas que hemos visto y admirado. Pero no te confundas; eso requiere de tiempo, esfuerzo y conocimiento. A ello dedicaremos este capítulo, pues estás por conocer los secretos para verte divina también por fuera.

EN TU PROPIA PIEL

Una piel se ve "barata", según Andrea Pomerantz Lustig, autora de *How to Look Expensive: A Beauty Editor's Secrets to Getting Gorgeous* (Cómo verte costosa: los secretos de una editora de belleza para ser divina), cuando luce descuidada, brillosa por la grasa o más madura de lo que es. Además, yo agrego en esta clasificación a la tez manchada.

Una piel radiante, lisa y de tono uniforme es lo que desea toda mujer. Para conseguir este resultado, hay que planear una rutina dedicada a ella y proporcionarle todos los cuidados necesarios para mantenerla saludable y hermosa. Aquí hablaremos de los pasos indispensables para obtenerla.

LOS CINCO FANTÁSTICOS: LIMPIEZA, HIDRATACIÓN, CONSERVACIÓN DEL AGUA, SUEÑO Y PROTECCIÓN SOLAR

Limpieza

Sin duda, la recomendación más frecuente que hacemos a las lectoras de las revistas femeninas es que limpien su piel. Nos referimos, desde luego, a que debes desmaquillarte siempre, estés cansada o no, para eliminar no sólo los residuos de maquillaje, sino también el polvo y toda la suciedad a la que está expuesta la cara durante el día. No obstante, limpiar la piel por la mañana es necesario, pues, aunque el rostro no suele estar sucio, se trata de eliminar residuos de grasa para dejarla impecable y lista para absorber los beneficios de las cremas que usaremos para hidratarla. Todo consiste en limpiar, pero nunca con exceso. Si sientes la piel tensa y seca, has ido demasiado lejos.

Hay gran variedad de productos para limpiar el rostro, desde barras de jabón, espumas y gel, hasta cremas limpiadoras y fórmulas cremosas con exfoliantes. Los jabones suelen usarse para pieles grasas; en otro tipo de tez se prefieren los limpiadores sin jabón, ya que éste puede resecar, irritar e incluso bloquear los poros. Es importante que elijas la que es adecuada para tu piel, pues se trata de asear, mas no de resecar tu tez. El producto correcto será el que considere tu tipo de piel. Yo, por ejemplo, utilizo productos hipoalergénicos para pieles sensibles y así evito las fórmulas más agresivas y las que contienen perfumes. Pero puedes encontrar limpiadores especiales para el acné, la piel grasa o mixta y normal.

POR LA MAÑANA

Se recomienda utilizar un producto limpiador sólo cuando la piel amanece grasosa-brillante. Después de la espuma o crema limpiadora puedes usar una loción tonificante o astringente sin alcohol que refresque la tez grasa. Pero lo mejor es consultar a un dermatólogo a fin de que te recomiende los productos indicados para el problema de grasa y acné, ya que muchas lociones tonificantes terminan eliminando defensas importantes de la tez.

Si tu piel es sensible o seca, lávala con agua tibia o fría; eso será suficiente. Nunca uses agua caliente porque reseca, irrita e incluso puede romper venas capilares en tu piel. Una vez limpia ésta, los poros quedan listos para absorber los beneficios del tratamiento facial que tengas preparado.

POR LA NOCHE

Si te maquillas, lo mejor que puedes hacer es tener dos tipos de desmaquillantes: el primero para los ojos y el segundo para el resto del rostro y cuello. Algunas personas prefieren el gel o líquidos a base de aceite para remover el maquillaje. Yo uso los cremosos (hipoalergénicos), pues me dan una sensación agradable y no corro el riesgo de que se introduzcan en mis ojos y se irriten.

Una vez que tu cara está libre de maquillaje, aplica el limpiador para destapar los poros, enjuaga con agua tibia o fría y después ponte el tónico para que el tratamiento nocturno sea nutritivo.

Hidratación

La piel está expuesta a toda clase de agresiones: sol, esmog, viento, calor, frío, aire acondicionado, calefacción y polvo, entre muchas otras. Eso sin contar los problemas a los que la sometemos al no beber agua, fumar, consumir comida chatarra, estar bajo estrés constantemente, dormir con maquillaje, exponernos al sol sin protección, utilizar camas de bronceado, etcétera. Así que, a pesar de que la piel tiene una capacidad propia para hidratarse, le dificultamos la tarea o, por el contrario, se la facilitamos al usar tratamientos hidratantes de noche y de día.

Una fórmula hidratante es aquella que retiene el agua en la piel, como si fuera una película que no permite que pierda humedad. No obstante, la tecnología facilita que sean mucho más específicas en sus funciones y modos de uso.

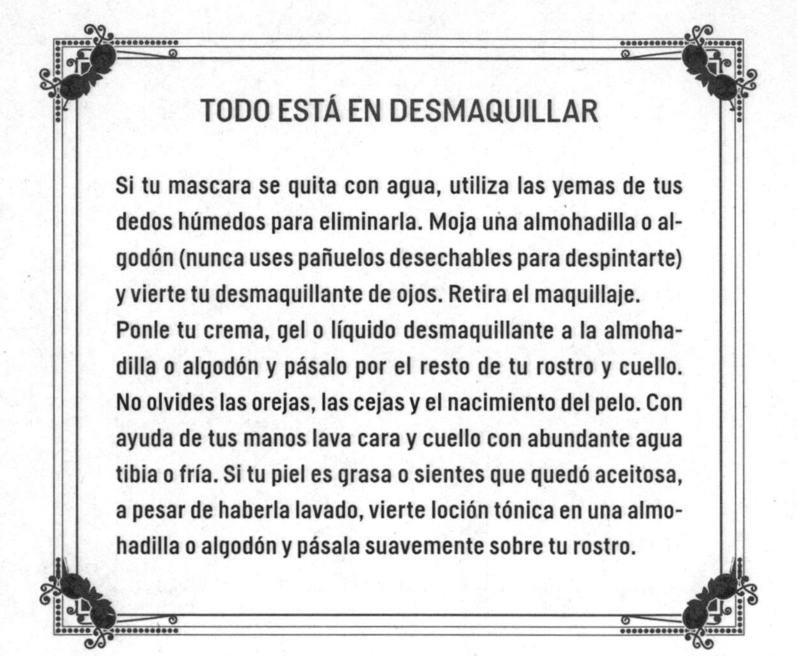

TODO ESTÁ EN DESMAQUILLAR

Si tu mascara se quita con agua, utiliza las yemas de tus dedos húmedos para eliminarla. Moja una almohadilla o algodón (nunca uses pañuelos desechables para despintarte) y vierte tu desmaquillante de ojos. Retira el maquillaje. Ponle tu crema, gel o líquido desmaquillante a la almohadilla o algodón y pásalo por el resto de tu rostro y cuello. No olvides las orejas, las cejas y el nacimiento del pelo. Con ayuda de tus manos lava cara y cuello con abundante agua tibia o fría. Si tu piel es grasa o sientes que quedó aceitosa, a pesar de haberla lavado, vierte loción tónica en una almohadilla o algodón y pásala suavemente sobre tu rostro.

Un buen producto hidratante, sea crema o suero, propicia que la piel de tu rostro se sienta suave, lisa y luzca como terciopelo. Si tu tratamiento deja tu cara grasosa y sientes que no puede respirar de modo natural, entonces sin duda necesitas una fórmula más ligera. Lo contrario sucede cuando al aplicar tu producto la piel lo absorbe inmediatamente y sigues con una sensación de tirantez; eso significa que necesitas una textura más espesa.

La mayor parte de las mujeres de menos de 25 años prefieren fórmulas menos grasosas al tacto, por lo cual suelen aplicarse sérum. Con un suero logran hidratar su piel y ayudarla a obtener todos los beneficios del tratamiento. Las mujeres maduras, sin embargo, consiguen mejores resultados con fórmulas más complejas y ricas en textura.

• Cuándo usarlo

Un producto hidratante prepara la tez para recibir el protector solar y después el maquillaje por la mañana. Por la noche, en cambio, va a restaurar el balance de la piel por medio del reposo, lo que significa que un buen humectante es indispensable tanto en el día como en la noche.

Cuando nuestras abuelas pensaron en usar cremas para hidratar su piel y prevenir las arrugas, no tenían la variedad de tratamientos que ahora están disponibles para nosotras. Tampoco habían sido informadas y educadas para comenzar a cuidarse la piel desde jóvenes. Hoy sabemos que mientras más temprano comencemos a proteger la piel y a prevenir los signos de vejez será infinitamente más fácil tener una tez saludable y radiante por más años.

• Cuál es para ti

Cada piel tiene sus necesidades propias, aunadas a tu estilo de vida (lo que comes, la cantidad de agua o alcohol que ingieres, las horas que duermes, tu estrés cotidiano, las horas que te expones al sol, viento, polvo, esmog, etcétera), que suele tener un papel importante no sólo en las necesidades de tu tez, sino también en los problemas que te va a ocasionar en el futuro. Por eso, es indispensable que encuentres las cremas adecuadas para ti y no pretendas que te funcionen las que usan tu mamá o tus amigas. Como en todo, la información hará la diferencia: pregunta a las chicas de tu edad lo que les ha funcionado, acércate a las demostradoras de marcas de prestigio para que te expliquen la variedad de productos que ofrecen y te obsequien muestras; consulta a un dermatólogo o lee revistas. Todo esto resultará beneficioso para que sepas cuáles son tus prioridades y qué productos pueden ayudarte.

A una chica joven le debe interesar un producto adecuado para su edad, que le ofrezca hidratación —sin saturar su piel de grasa— e incluya protección solar. Hay fórmulas ahora que también tienen color, de tal modo que ya no sea necesario aplicar maquillaje. Las cremas BB (*Blemish Balm*) dan un tono luminoso que unifica el tono, mientras hidrata, en cambio las cremas CC (*Cover Correction*) no sólo dan mejor cobertura hidratando la piel, sino que su fórmula es asimismo antiedad y antimanchas.

Las mujeres después de los 25 años deben buscar un tratamiento que hidrate, prevenga las arrugas y ataque los problemas específicos que presenta su piel. Manchas, resequedad, líneas de expresión marcadas, acné, zonas ásperas o poca uniformidad en el cutis son sólo algunos factores que pueden tratarse con cremas y sueros.

El producto hidratante se aplica antes del protector solar durante el día, y después de la limpieza, antes de dormir, por la noche.

- **Cómo saber si no es el adecuado para ti**

Simple: porque no te da los resultados esperados después de terminar el frasco de crema o suero. También si tienes una reacción negativa, como que la piel enrojezca, se reseque, presente brotes de acné o desarrolle una reacción alérgica que inflame o haga que arda tu tez. Ése suele ser el caso en las pieles muy sensibles o en las personas que están pasando por mucho estrés o cambios importantes en su organismo, como el embarazo o la menopausia.

La mejor manera de prevenir una reacción negativa a tus tratamientos de belleza es el test de parche, el cual consiste en aplicar un poco de la crema (también puede hacerse con maquillaje y perfumes) en un algodón que debes colocar en la parte de atrás del cuello, pegarlo con cinta micropore o adhesiva y mantenerlo ahí durante algunas horas. Si hay reacción, no debes usar ese producto en el rostro.

Cuando la piel es hipersensible, como la mía, lo recomendable es no cambiar mucho de marca (aunque es bueno variar, como se verá más adelante). Elige tratamientos sin perfume y, de preferencia, que especifiquen en su etiqueta que son hipoalergénicos. Hay gran cantidad de estos productos en farmacias dermatológicas y en las marcas de belleza que se venden en los grandes almacenes.

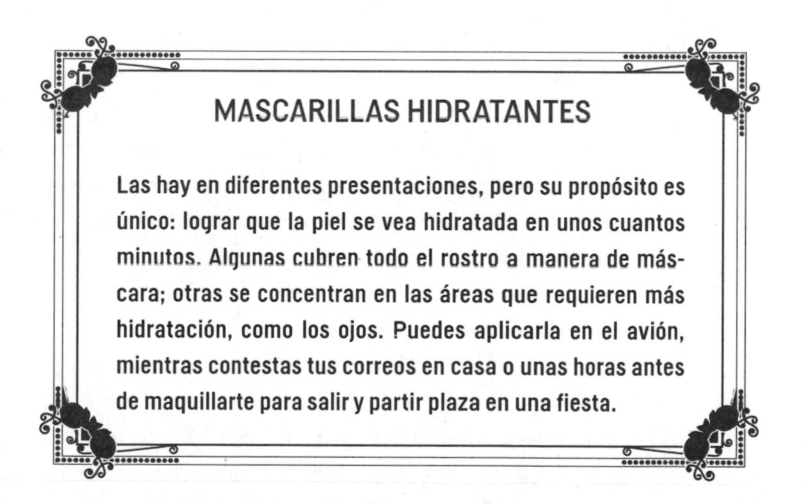

MASCARILLAS HIDRATANTES

Las hay en diferentes presentaciones, pero su propósito es único: lograr que la piel se vea hidratada en unos cuantos minutos. Algunas cubren todo el rostro a manera de máscara; otras se concentran en las áreas que requieren más hidratación, como los ojos. Puedes aplicarla en el avión, mientras contestas tus correos en casa o unas horas antes de maquillarte para salir y partir plaza en una fiesta.

• Por qué necesitas una para rostro y otra para ojos
La piel de tu rostro tiene diferentes grosores. En los párpados, la tez es más delgada, delicada y sensible, así que una fórmula que tenga eso en cuenta ayudará a prevenir las arrugas, hidratar y proteger esa área alrededor de los ojos.

En cremas o sueros para ojos existe también la fórmula de día que servirá como un escudo para mantener la piel hidratada y no permitir que ningún factor externo la dañe, mientras que la de noche se encargará de restablecer el balance de esa zona y restaurarla.

• ¿Se puede más?
En esta época que nos ha tocado vivir, las mujeres lucimos mejor que nuestras madres o abuelas cuando ellas tenían nuestra edad. La razón es simple: empezamos a cuidarnos antes, aplicamos los tratamientos necesarios para tener una piel bien hidratada y protegida, además de que sabemos elegir una fórmula multiusos.

¿Por qué conformarte con hidratar si ahora puedes nutrir, proteger, restaurar y hasta sustituir la base de maquillaje con una fórmula completa? Compra tratamientos que tengan antioxidantes y algunas vitaminas, como A, C y E. No olvides que la crema de día debe tener protección solar.

• ¿Me caso o no me caso?
A los productos de belleza que nos funcionan les otorgamos nuestra lealtad, pero la piel suele necesitar ciertas variaciones para nutrirse de manera correcta. Por ejemplo, si sólo comieras espinaca y zanahorias a diario, tu cuerpo carecería de proteínas, vitaminas, minerales y fibra que otro tipo de alimentos podría proporcionarle.

BOLSAS O CÍRCULOS BAJO LOS OJOS

Todas hemos sufrido alguna vez de las bolsas o círculos oscuros debajo de los ojos. Desvelarse, dormir demasiado, estar cansada, estar menstruando o retener agua pueden ser algunas de las causas de que nos veamos así. También hay que considerar que puede tratarse de un problema genético, y, por desgracia, esto no es tan fácil de remediar. En ese caso la única solución es extraerlas por medio de una cirugía, pues no estamos hablando de retención de agua, sino de un depósito de grasa que hay que eliminar.

Otras medidas para deshacerte de ese aspecto cansado:

- Coloca rodajas de papa cruda en esa área.
- Pasa un hielo envuelto en una toalla por la zona.
- Enfría dos bolsas de té de manzanilla húmedas y utilízalas como fomentos bajo los ojos.
- Acude al sauna o al vapor para eliminar el agua estancada en tu cuerpo.
- Haz ejercicio aeróbico que te haga sudar.
- Usa cremas especiales para esos problemas y aplícalas usando una superficie fría.
- Evita la sal y toma cuando menos ocho vasos de agua al día.

Del mismo modo, si la piel se acostumbra sólo a una fórmula, esto hará que ya no surta en ella el efecto deseado, sino que habrá carencias que no cubre ese producto. Por eso, lo más recomendable es terminar un tarro de crema y comprar otro diferente la siguiente vez.

Las casas de belleza y algunos dermatólogos sugieren usar toda la línea, por ejemplo, el limpiador, el tónico y las cremas hidratantes de ojos y rostro, día y noche, de una marca en particular, porque el grupo está formulado para trabajar en conjunto. Sin embargo, eso en la práctica resulta complicado porque la crema de ojos puede terminarse antes que la de rostro y la loción limpiadora quizá se acabe meses después. Así que reemplaza lo que se vaya agotando por productos de otra marca e incluso busca aquellos que cumplan con otro propósito.

Yo suelo usar cuatro marcas que voy variando y muchas veces elijo diferentes funciones: algunas que ponen énfasis en las líneas de expresión, otras en las manchas y otras tantas en la nutrición completa de la tez, que incluye antioxidantes y vitaminas. De esa manera siento que le doy a mi piel una dieta balanceada para mantenerla en forma.

¿QUÉ TANTO DEBEMOS CAMBIAR LAS MARCAS?

Según Armelle Souraud, la gerente internacional de Comunicación Científica de Chanel, la rutina de belleza debe ser un proceso dinámico, no un hábito fijo en donde sólo utilizas un producto. "Tienes que cambiarlo cuando varía el clima o cuando tienes mucho estrés —afirma—. Debes escuchar a tu piel y es lo más difícil." Eso significa que algún día tienes que cambiar o agregar algo. Algunas veces vas a usar una crema en gel y otras, una fórmula nutriente, pero también las puedes combinar. "Es importante para ti saber que tienes que crear tu propia rutina de belleza porque todas somos únicas", finaliza.

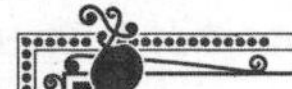

SIN ARRUGAS

El bótox, uno de los productos más cotizados en la industria de la belleza, es una sustancia que se utiliza para provocar la parálisis temporal de los músculos responsables de las expresiones faciales que llevan al rostro a arrugarse. Al ser inyectado, logra que los músculos no se muevan y las líneas se disimulen. Entre los efectos colaterales están, cuando ha sido incorrectamente aplicado, los moretones y la parálisis de zonas no deseadas, así como dolor de cabeza, náusea, fatiga y alergias en la piel en algunos casos. Su efecto dura sólo unos meses.

• Enemigos íntimos

Son muchos los elementos dañinos a los que se expone la piel. La buena noticia es que ésta se defiende bastante bien. Pero nosotras podemos ayudarla. ¿Cómo? Informándonos de lo que la agrede y evitando, lo más posible, someterla frecuentemente a la deshidratación o a los rayos solares.

Hay cosas que se salen de nuestro control, como el aire acondicionado de la oficina, el esmog de la ciudad, el polvo de las construcciones por las que pasamos de camino a casa; incluso la deshidratación que conlleva un vuelo en avión se convierte en algo que no podemos evitar del todo. No obstante, es posible abordar el vuelo con una crema hidratante que aplicaremos constantemente, rociar con agua la cara con ayuda de un atomizador para mantener el rostro con rocío y beber agua durante todo el trayecto. Jamás salgas a la calle sin el escudo protector que te brinda el tratamiento hidratante. En un ambiente seco, ya sea por calefacción o aire acondicionado, son de buena ayuda la presencia de plantas bien regadas y usar un humidificador.

- **¿Qué tanto es tantito?**

En el mercado hay gran variedad de marcas, productos y precios. Ya dijimos que hay que variar de marca para que la piel utilice los recursos de cada fórmula y sea nutrida como es debido. Esto, sin embargo, no quiere decir que debamos gastar una fortuna en nuestros tratamientos faciales ni, por el contrario, ahorrar en algo tan importante como es el producto adecuado para nuestra piel.

NO TODO CUESTA

Al menos, no dinero. Éstos son algunos tips para que tu piel se mantenga sana:

- **Aléjate de la comida procesada, enlatada o azucarada.**
- **Duerme boca arriba de siete a nueve horas diariamente.**
- **Bebe abundante agua y evita el alcohol y la sal en exceso.**
- **Come frutas y verduras con antioxidantes.**
- **En la medida de lo posible, huye del sol, el viento y el esmog.**
- **Limpia tu piel antes de dormir.**

El producto indicado para tu rostro, cuello y ojos es, sin duda, aquel que cumpla tus expectativas. Puede ser que lo hayas encontrado en una farmacia o que hayas ahorrado meses para poderlo adquirir en el almacén más exclusivo de tu país o en el extranjero.

Me parece importante recordarte que la inversión en tu rostro es justo eso, dinero bien utilizado. Con esto no quiero decir que gastes la mensualidad de tu auto o la colegiatura de la escuela de tus hijos en una crema. Hay productos de diferente precio que te van a funcionar y otros que no querrás volver a usar jamás. Es cuestión de probar, aprobar y variar cuando el tratamiento que elegiste te dé o no buenos resultados.

Si el tratamiento es de precio accesible, felicidades: ahí hay una gran opción cuando tengas que darle variedad de nutrientes a tu rostro y cuello. Pero también te invito a que le des una oportunidad a los productos costosos —aunque sea probando sus muestras— a fin de que tengas una idea completa de la variedad disponible para el cuidado de tu piel.

En cualquier caso, no se debe usar mucho producto. Con que apliques una porción del tamaño de un chícharo (guisante), frotes con ella tus manos —para calentar la fórmula— y la expandas sobre el rostro será suficiente. Haz lo mismo para cubrir de tratamiento tu cuello. En el caso de la crema de ojos, aplica la mitad de esta porción en las yemas de tus dedos anulares (en los que se ponen los anillos de compromiso o boda), frótalos y aplica la fórmula dando suaves golpecitos del lagrimal hacia fuera en el área de las ojeras y hacia arriba hasta completar el círculo.

UNA BUENA APLICACIÓN VALE ORO

Los productos hidratantes en fórmulas cremosas o sueros están elaborados para usar sobre la piel y que ésta los absorba. Por eso, es indispensable que la limpies (y de vez en cuanto la exfolies suavemente) para recibir el tratamiento de modo adecuado.

No todos los expertos están de acuerdo acerca de la dirección en que debe aplicarse la crema facial en rostro y cuello. Pero la mayoría de las instrucciones sugieren aplicarla de dentro hacia fuera, es decir, de la nariz a las orejas, del centro de la frente hacia las sienes, de la mitad de la boca (en la piel que está sobre el labio superior y bajo el inferior por separado) hacia el mentón y de abajo para arriba, como si estuviéramos combatiendo la fuerza de gravedad.

Respecto del tratamiento de ojos, debe aplicarse con suaves golpecitos con las yemas de los dedos anulares del lagrimal hacia afuera completando el círculo y poniendo más producto en el área de las ojeras.

En cualquiera de los casos, hay que calentar la crema o suero para que la piel de rostro, cuello y ojos la absorba con facilidad.

• ¿Poner grasa en piel brillosa o con acné?

Todas las pieles necesitan hidratación y los tratamientos humectantes son fundamentales porque funcionan como una película que impide la pérdida de agua. Entonces, incluso la piel grasosa necesita un buen producto hidratante.

De hecho, muchas veces lo que sucede con las chicas que tienen problemas de brillo en la piel o brotes de acné es que utilizan productos que resecan la tez de una manera exagerada y lo único que logran es que la piel se defienda produciendo más grasa.

Las glándulas sebáceas están alojadas junto a los folículos pilosos del vello facial. "El sebo viaja a través del folículo, después fluye afuera del poro hacia la superficie de la piel, donde forma una capa protectora —dice Rona Berg, autora del libro *Beauty*— porque sella el agua, mantiene la piel hidratada y suave. Pero si las glándulas producen demasiado sebo y tu piel no ha sido limpiada y cuidada adecuadamente, el sebo queda atrapado y forma espinillas, barros y acné." La falta de sebo, sin embargo, produce un efecto desagradable también, pues la piel muestra parches resecos, enrojecimientos y aparecen las arrugas. Por lo tanto, se debe encontrar un balance saludable que conserve la piel sana para que luzca radiante.

Para este tipo de piel hay productos ideales, que no secan, sino que humectan. Cuando el brillo es excesivo, la industria de la belleza puede ofrecer muchos tratamientos y productos para evitarlo. En cambio, si se trata de un acné constante, lo mejor es someterse a tratamiento bajo la supervisión de un dermatólogo para atacar el problema sin poner en peligro el bienestar y el aspecto futuro de la tez.

Conservación del agua

Dos tercios de nuestro cuerpo están compuestos de agua, así que no es ninguna novedad leer que necesitas de este vital líquido para conservar una piel divina. Tomar agua es una gran manera de mantener la hidratación del cuerpo (y de su órgano más grande: la piel), pero, como verás en la entrevista con el doctor Murad, también hay alimentos que llevarán agua hasta tus células y la conservarán por más tiempo ahí, haciendo que la tez luzca radiante y juvenil.

La deshidratación es una de las causas principales de una piel apagada, seca y arrugada. Para no llegar a este punto, lo mejor es beber al menos ocho vasos con agua simple, además de evitar la sal y el alcohol en exceso, así como proteger la piel de elementos que hagan que la tez pierda agua, como el cigarro, el estrés, los climas artificiales, la polución y el sol, principalmente.

Una manera efectiva de conservar la hidratación en la piel es utilizar un tratamiento de belleza con productos que resguarden el agua en la tez por medio de antioxidantes, vitaminas y sustancias que funcionen como protectores de la humedad.

Sueño

Durante los años en que fui editora de belleza en Nueva York, recuerdo haberle preguntado a la actriz Christian Bach cuál era su secreto de belleza mejor guardado. Su respuesta me sorprendió: "Dormir mucho". Sin duda, ella había hecho consciente algo que quizá la mayoría de nosotras hemos ignorado por mucho tiempo. Pero hoy es buen momento para cambiar esto y hacer del sueño una parte importante de nuestra rutina de belleza.

¿Qué tiene el sueño que lo hace indispensable? El descanso, para empezar. Pero, además, en la piel se produce un fenómeno increíble de autorrestauración durante esta etapa de relajación. Por eso, muchas cremas de noche están formuladas para aprovechar que el organismo está trabajando en la tez y no habrá exposición a elementos dañinos, como sol, polvo y viento.

Para algunas personas, dormir poco, cuatro o cinco horas, es suficiente. Para otras, como yo, de siete a nueve horas son lo más deseable. El insomnio o la privación de sueño no sólo puede alterar el ánimo de una persona, sino que también la piel mostrará signos de agotamiento y carecerá de los recursos necesarios para reestablecer su belleza.

Protección solar

Durante décadas, muchas personas se expusieron al sol sin protección alguna, con el propósito de broncearse. Pero el deterioro de la piel y, en algunos casos, enfermedades como el cáncer han revertido ese mal hábito. Actualmente, todos los padres cubren a sus niños con protector solar y los adolescentes comienzan su rutina de belleza con ese primer paso: ponerse bloqueador antes de salir de casa.

El protector solar debe ponerse 20 minutos antes de salir, aun cuando el día esté nublado o frío, pues los rayos dañinos del sol permanecen, a pesar del clima imperante. Piensa que éstos son tan poderosos que se introducen por la piel, traspasan la dermis y la epidermis, y dañan la barrera de colágeno y elastina que mantiene la piel flexible y sin arrugarse o colgarse.

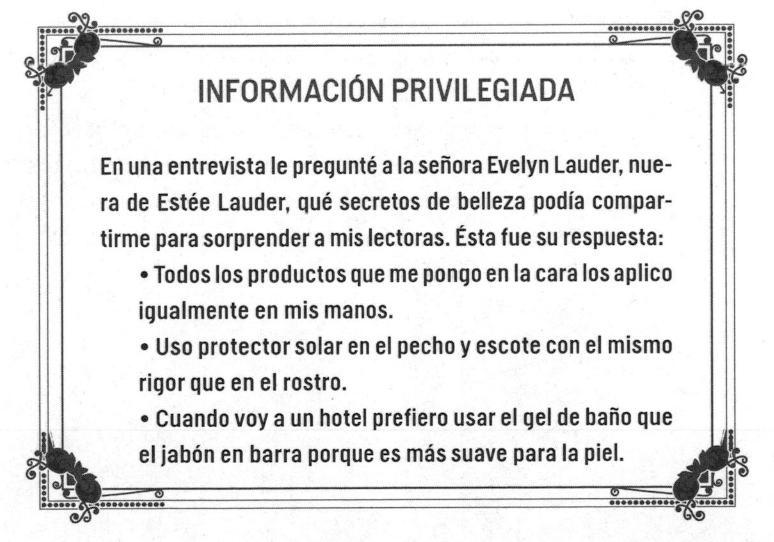

INFORMACIÓN PRIVILEGIADA

En una entrevista le pregunté a la señora Evelyn Lauder, nuera de Estée Lauder, qué secretos de belleza podía compartirme para sorprender a mis lectoras. Ésta fue su respuesta:

- **Todos los productos que me pongo en la cara los aplico igualmente en mis manos.**
- **Uso protector solar en el pecho y escote con el mismo rigor que en el rostro.**
- **Cuando voy a un hotel prefiero usar el gel de baño que el jabón en barra porque es más suave para la piel.**

El protector solar debe ser aplicado después de la crema o suero hidratante y antes de la base de maquillaje. Hay que dar unos minutos entre un producto y el otro para que se absorban y cada uno cumpla con su función.

- **Qué debe tener un protector para ser efectivo**

Hay diferentes presentaciones, fórmulas y texturas de protector solar. Puedes elegir desde cremas, sprays, barras o geles con características distintas de protección incluso bajo el agua.

La barrera protectora que genera un protector solar debe incluir los rayos UVA y UVB para ser efectivo. Como leerás en la entrevista con el doctor Murad, el número de protección representa las horas que tardaría la piel en quemarse, por lo que un protector de 100 no es útil, pero el de una cifra pequeña tampoco, ya que no sólo estamos expuestos a los rayos del sol, sino que también nuestra piel recibe rayos perjudiciales frente a la computadora y algunos tipos de luz artificial. Ahora hay fórmulas que, además de proteger contra los rayos dañinos, pueden nutrir y construir una barrera ante los radicales libres que aceleran el envejecimiento.

Para obtener mejores resultados, aplica tu protector en las mañanas y tardes para resguardar tu piel de los rayos solares directos o aquellos que se filtran a través de las ventanas, el monitor de la computadora, la televisión o las luces artificiales.

ASOLEARSE SIN ENVEJECER

La clave para tomar el sol sin temor o malos augurios consiste en proteger la piel adecuadamente de sus rayos.

- Elige un producto con protección alta contra los rayos UVA y UVB que adicionalmente tenga vitaminas y antioxidantes.
- Aplica generosamente el protector 20 minutos antes de salir al sol en el rostro, cuello y escote. No olvides cubrir todo el rostro, incluyendo las orejas y el nacimiento del pelo.
- Usa un protector solar para labios.
- Vuelve a ponerte protector solar a las dos o tres horas o inmediatamente después de salir de la piscina.
- Usa lentes de sol que te protejan de sus rayos, así como un sombrero de ala ancha.
- Colócate bajo la sombra cuando te sientas muy acalorada.
- Bebe agua constantemente mientras te expones al sol.
- Si sientes quemada tu piel, aléjate del sol inmediatamente.
- Utiliza una mascarilla protectora para el pelo o cúbrelo en su totalidad con una mascada o sombrero.
- No te expongas al sol de las 11 a las 15 horas, cuando está en lo más alto.
- Inmediatamente después de haberte asoleado, aplica tu tratamiento hidratante en cara, ojos y cuello.

Howard Murad: la belleza integral

En 1972, Howard Murad abrió su primer consultorio dermatológico en Los Ángeles, California. Desde entonces ha atendido a más de 50 mil pacientes. Gracias a este contacto directo advirtió que la dieta, el estilo de vida y el estado emocional de sus pacientes impactaban la salud de su piel, por lo que creó un método de salud integral que incluye una forma de vida con control del estrés, una alimentación saludable y un régimen de belleza. Su línea de tratamientos de belleza, que complementa la filosofía de cuidar la piel por dentro y por fuera, cuenta con 19 patentes propias y 130 productos elaborados con alta tecnología que se ofrecen en más de 1,900 lugares en todo el mundo.

¿Qué es la belleza?

Una de mis frases favoritas es: "Deja que florezca tu originalidad". Supongamos que tus facciones no se ajustan a las que la sociedad considera atractivas, sin embargo, puedes hacer que tu pelo esconda algunos aspectos que no te gustan. Por ejemplo, si tu frente es muy amplia, usa fleco. Si tus orejas son muy grandes, arréglate el pelo para cubrirlas. Mira tus fotos y decide si te va mejor el pelo largo o corto, etcétera. De ti depende verte más atractiva. Saca tu originalidad. Conoce tus atributos y haz que sean muy positivos. Lo que hay único en ti puede embellecerse y verse mucho mejor. Pero si no vas a hacer otra cosa, cuando menos sonríe. Sonreír es importante porque nadie quiere rodearse de gente triste. De hecho, si entras a un cuarto donde hay cinco personas y una de ellas está sonriendo y se ve contenta, mientras que las otras se ven tristes, ¿a quién te dirigirás? ¡A la sonriente!, pues, incluso si las otras son más bonitas, la que sonríe te hace sentir bienvenida.

PROTECCIÓN SOLAR

Se habla mucho de que debemos protegernos de los rayos del sol, pero ¿por qué, a pesar de hacerlo, aparecen manchas en la piel?

No hay protección solar que te proteja 100% de todos los rayos, porque no sólo te manchas por los rayos UVA y UVB. Para protegerte debes:

- **Evitar el sol lo más posible.** Hidratarte es muy importante porque genera una barrera en tu piel. Esto se debe a que, conforme vas envejeciendo, la piel empieza a verse como queso suizo (tiene hoyos), pero si usas una buena crema humectante vas a protegerla y a construir una barrera más sólida contra todo, incluyendo el sol, pues la crema impide que penetren sus rayos dañinos.
- **Agregar antioxidantes y antiinflamatorios** para minimizar el daño solar, y prebióticos y probióticos, agentes que ayudan a evitar la contaminación bacterial. Al añadir estos ingredientes a tu piel contribuirás a eliminar los radicales libres.
- **Comer alimentos, como frutas y verduras,** que te ayuden a protegerte del sol. Tu piel está conectada con el resto de tu cuerpo, así que lo que comes hace la diferencia.

Desafortunadamente, la gente cree que basta con usar protección solar, pero hay otros factores que te pueden estar dañando, por ejemplo, si padeces inflamación interna, causada por una enfermedad, eso también te produce pigmentación. Además el viento, la polución, el frío, el calor y el esmog pueden hacer que se produzca melanina, la cual mancha la piel. Si cuentas con una defensa por dentro y por fuera tendrás un doble beneficio. Come bien, usa un buen protector solar y reduce tu estrés. De este modo estarás protegida. Eso es a lo que llamo salud incluyente.

¿Debo usar protección solar también en interiores o por la tarde?
Sí, porque las ventanas protegen de los UVB, que son los rayos solares de onda corta, pero también están los rayos UVA, que pasan a través de las ventanas y son mucho más poderosos que los UVB. También la computadora emite otros rayos de los que el protector solar no te cubre, pues son muy poderosos y penetran más adentro. Por eso, hay que mejorar la barrera contra el sol y minimizar las fuentes de luz.

A la hora de buscar un protector solar, hay muchos productos y es difícil saber cuál necesitamos. ¿Cómo comprar el producto indicado para cada piel?
Debes fijarte que un producto tenga protección para los rayos A y B, pero busca que también tenga antioxidantes, vitaminas A y C, extractos de granada y de té verde. Estos ingredientes ayudarán a que te protejas de los radicales libres.

Hay productos que ofrecen una cobertura baja y otros que tienen números muy altos, pero comprar uno de 100 no vale la pena, ¿esto es correcto?
Un número 100 no es correcto, pero además es confuso porque puedes tener un protector de 100 SPF, el cual sólo te está protegiendo de los rayos UVB, que son los que queman, mas no está trabajando contra los rayos UVA, que dañan el colágeno y causan envejecimiento. De alguna manera, no hay un protector solar que cubra por completo. En realidad, la manera como determinan el número de SPF consiste en exponer a personas con ese protector bajo el sol: prueban el daño de los rayos B en la piel y cuentan los minutos que ésta tarda en ponerse roja. Si tarda 100 minutos en quemarse con ese producto puesto, entonces lo declaran 100 SPF. Yo lo que recomiendo, además del protector, es un producto hidratante con

agentes como glicerina, ceramidas, ácido glucónico, vitaminas y antioxidantes.

PIEL RADIANTE

¿Qué recomiendas para tener una piel perfecta?

- **Limpia y tonifica todos los días,** aunque estés cansada, antes de aplicarte tus cremas.
- **Trata el problema que tengas o quieras evitar** (antienvejecimiento, manchas, acné, etcétera).
- **Hidrata y protege.** En las mañanas usa crema hidratante y protector. Durante la noche aplica hidratante para proteger, pues es el momento más importante porque es cuando tu cuerpo está tratando de repararse.

Cuando encuentras la marca que funciona, ¿debes usarla por siempre?

Con los tratamientos pasa lo mismo que con cualquier actividad: tu cuerpo se acostumbrará a ello. Así sucede con las cremas: si usas algo diferente te ayuda a conseguir mejores resultados, puedes regresar después a la primera crema y mejorar el efecto. Cuando te acostumbras a lo que hace un tratamiento, no obtienes los mismos resultados que al principio, por lo que es una buena idea usar un producto y después cambiarlo.

¿Podemos consultar sobre el mejor tratamiento para nuestra piel a la persona que está en el mostrador de la tienda?

Sí, pero también a otras personas que usan el producto y que te pueden decir qué resultados obtuvieron. Otra buena idea es consultar a las editoras de revistas que lo han probado todo y te dirán los resultados de sus productos favoritos.

Yo veo que las personas de piel grasa utilizan productos que se las reseca. Me da la impresión de que sólo provocan mayor producción de grasa. ¿Es así?
Cuando la gente tiene piel grasa y usa productos para secarla empeora el problema. Los hidratantes atraen agua, pero hay que encontrar la fórmula para que, a la vez, matifique la piel. Lo que no quieres es secarla porque causa el efecto contrario: la piel tiende a producir más grasa.

Siempre hemos escuchado que no debemos tocar los granitos, pero ¿quién se resiste?
Los tocas, eres un ser humano, todos lo hacemos. Pero el problema de exprimir es que la bacteria se expande en la piel que estaba cerrada y, ahora que ya la abrimos, penetra y empieza a hacer manchas rojas, que dan la impresión de ser acné, pero en realidad se trata de una infección.

ANTIENVEJECIMIENTO

¿Por qué algunas personas envejecen más que otras, incluso en la misma familia?
Hay tres tipos de envejecimiento. El primero es genético, así que si tus padres son irlandeses y tienen una piel muy delgada, vas a tener más arrugas que si fueras de Kenia.

El segundo tipo de envejecimiento lo puedes controlar, pues es ambiental. Exponerte al sol, al viento, no cuidarte la piel, no hidratarla, no protegerla te hará tener pecas, manchas y venitas. Tu piel se verá más delgada. Así que es importante usar protección solar, al igual que antioxidantes, especialmente vitamina C.

El tercero es hormonal. A determinada edad (hay mujeres a las que les ocurre después de los 20 años) se empieza a perder hormonas, lo cual causa envejecimiento. En estos casos nos gusta usar algo parecido a los estrógenos, que son extractos de hongos y soya, con los que puedes alimentar tu piel como si estuvieras agregando estrógeno, pero no lo es, ya que no tiene hormonas.

Todos padecemos los tres problemas. Es natural tener envejecimiento ambiental, por eso hay que usar vitamina c. El hormonal es el único que empieza un poco más tarde en la vida. Pero, aunque presentemos los tres escenarios, alguno es más importante que los otros y lo que recomendamos es que decidas a cuál de ellos atacarás. Por ejemplo, si te preocupan la flacidez y la delgadez de la piel, en la mañana puedes usar la línea para el envejecimiento genético y por la noche usar los productos para el envejecimiento hormonal o, bien, enfocarte en los productos que tratarán el daño solar.

PROBLEMAS CON LA PIEL DEL CUERPO

Las mujeres luchamos mucho contra la celulitis. ¿Vale la pena esta batalla?

La celulitis es una cuestión genética. La padecen 90% de las mujeres y lo que no entienden es que es un problema de la piel, no de grasa. Puedes ser muy delgada y tener celulitis o puedes estar muy gorda y no tenerla. Lo que sucede es que la grasa avanza a la superficie porque las barreras son débiles a falta de una buena circulación, sobre todo en los muslos y las nalgas, y se hace un efecto de queso *cottage*. Pero si incrementas tu circulación y construyes más tejidos conectivos y colágeno verás la diferencia. Agentes como la pimienta de Cayena tienden a mejorar la circulación, mientras que al usar mejores hidratantes haces más gruesa la piel. Desde luego, hacer ejercicio es muy benéfico, ya que estimula la circulación. Para mejorar la piel de naranja también puedes intentar cepillar en seco, dando masajes suaves o hacer drenaje manual.

BELLEZA DESDE DENTRO

Sabemos que en tu consultorio, a la belleza se le trata más allá de la superficie. ¿Cómo funciona esto?

En mi consultorio, intentamos que todas las células de tu cuerpo vuelvan a ser más jóvenes, para que tú te veas más joven. Esto se logra haciendo que las células retengan más agua. Me temo que no es tan simple como beber agua porque, aunque bebas ocho vasos al día, eso no garantiza que ese líquido llegue y se quede en las células.

El agua que realmente revitaliza las células está en la comida. Come más alimentos crudos como verduras y frutas que aportan nutrientes, antioxidantes y mucha agua. Además debes consumir granos, cuya cáscara ayuda a producir colágeno. También huevos, lácteos, frijoles y demás semillas porque te van a proporcionar proteínas que te darán energía para realizar todas tus actividades. Las grasas son también importantes, pero asegúrate de consumir de las buenas: bacalao, nueces, aceite de oliva y semillas de linaza.

Pierdes agua cuando estás expuesta al sol, viento, polución y te resecas. Obviamente, usar buenos productos hidratantes te va a ayudar, pero si comes mal, tomas mucho alcohol o comida salada y frita, tu cuerpo se deshidratará. Así que la nutrición es importante. La última causa por la que pierdes agua es el estrés. Si te asustas, por ejemplo, sudas y se humedecen tus manos, y pierdes agua.

¿De dónde viene el estrés?

Para que funciones bien en la vida, necesitas cierto estrés. Cuando vas a tu trabajo, tu cerebro necesita estar alerta y ése es el estrés necesario, pero cuando tienes demasiado, tu cuerpo no reacciona bien. El estrés tiene un efecto en ti, y no hablo de lo que considero el estrés real, como cuando se te poncha una llanta o se muere alguien en la familia, esos eventos que suceden de pronto y te van a alterar naturalmente. Lo que llamo estrés cultural, el de la vida moderna, está siempre ahí: tienes cientos de correos electrónicos por contestar todos los días, reglas y mandatos, lo que puedes hacer y lo que no. Empiezas a creer que tienes déficit de atención, que no puedes con tus responsabilidades, a sentirte menos valorada y a pensar que los demás son mejores que tú. Te sientes incómoda, como una perdedora, y te aíslas de tus amigos porque te parece que no tienes tiempo y quieres asegurarte de terminar tus pendientes, así que ni siquiera duermes bien. Te limitas en tus potencialidades porque prefieres no arriesgarte y decides quedarte con lo que sabes hacer, pero esto sólo te restringe.

El estrés siempre está ahí y no lo identificamos como tal porque lo recibimos a cuentagotas. Sin embargo, hace más daño que el que llega eventualmente. Es lo que la gente llama un asesino silencioso porque ocasiona mucha pérdida de agua en las células. Cuando estás bajo mucho estrés hay cambios químicos porque comienzas a producir cortisol, lo que provoca obesidad, falta de memoria y otro tipo de deficiencias.

¿Cómo podemos reducir el estrés?

Lo que les digo a mis pacientes es: "Haz que tu corazón esté feliz y tu piel lucirá radiante". En el fondo, si pudieras regresar a ser niña, la verdadera tú estaría libre de valores y reglas sociales, y eso te ayudaría a reducir el estrés. Sabrías que no tienes que ser perfecta, no hay que ser tan crítica contigo misma y dejarías de juzgarte. Estarías dispuesta a explorar y a preguntar más. Tendrías más potencial. En resumen, hay que aprender a vivir más feliz, sin juzgarte, y sentirte más libre.

El secreto de todo, aunque no lo creas, es que dejes que florezca tu originalidad. Si lo permites, lo demás sucederá normalmente; pero no es tan fácil. Si cuando menos redujeras tu estrés, mucho de lo demás mejoraría.

BENDITO MAQUILLAJE

No siempre fue exclusivo de las mujeres, pero en los últimos siglos nos apropiamos de él con el afán de decorar nuestras facciones, vernos más atractivas a los ojos de los varones y sentirnos más femeninas y guapas.

El maquillaje es una forma de decorarse muy antigua. En las tumbas egipcias, alrededor del año 1400 a. C., se encontraron cajas de maquillaje y las representaciones de las mujeres hacen evidente que pintarse el rostro ya era una de sus actividades favoritas.

El propósito de un buen maquillaje es resaltar tus virtudes: hacer los ojos más grandes y almendrados, pintar los labios para que luzcan besables o que tus mejillas se vean sonrojadas para darte un aspecto saludable. No obstante, hay que saber que la mesura es una de las características más importantes al momento de aplicarlo. Menos es más siempre, aunque, si lo tuyo no es el look natural, elige darle énfasis ya sea en los ojos o en los labios, pero nunca a los dos a la vez o correrás el riesgo de lucir vulgar o exagerada.

Los tonos de maquillaje que se asemejan o son parte de la familia de tu propio colorido son los que siempre se verán más naturales: el carne para la base de maquillaje; el negro o marrón para el delineador de ojos o la mascara; durazno o canela para el rubor y ciruela, rosa o beige para los labios. En cambio, los que no tienen nada que ver con las tonalidades de tu rostro suelen ser más llamativos: azules, verdes, morados, rojos, para pintar los párpados; o los violetas, naranjas y rojos para los labios.

LA MAGIA DE LA BASE DE MAQUILLAJE

La mejor aliada para verte radiante, joven y bien cuidada es una buena base de maquillaje. Este producto de belleza no es muy necesario cuando la piel es joven, pero con el paso de los años adquiere mayor importancia.

En diferentes presentaciones: líquida, en polvo o cremosa —incluso hay algunas fórmulas que son cremas con color—, la base de maquillaje se convierte en una segunda piel, cubriendo imperfecciones como cicatrices, granos, manchas o igualando el tono, lo que deja al rostro como un lienzo listo para ser decorado. Pero la base también suele tener una función protectora, especialmente ahora que, gracias a la tecnología, contiene protección solar y tratamiento humectante.

Elegir el tono correcto de base es esencial, pero, incluso cuando has encontrado el color perfecto, también debes maquillar el cuello de manera que tu cara no luzca como una máscara.

Te recomiendo probar el tono de maquillaje en tu mentón y evaluarlo tanto en luz artificial como en la natural. Hay diferentes tipos de cobertura: ligera, media y alta, dependiendo de qué tanto quieras cubrir tu piel. Asimismo, encontrarás distintas opciones de terminado: brilloso, semimate o mate. Las demostradoras de las marcas de cosméticos podrán ayudarte a encontrar uno perfecto para ti.

Antes de ponerte tu base, debes hidratar tu rostro con el tratamiento humectante de tu preferencia y aplicar protector solar.

Hay quien aplica la base con brocha, pero la mayoría de las mujeres lo hacemos con esponjas mediante movimientos suaves de dentro hacia fuera, por ejemplo, de la nariz al pómulo, del centro de la barba hacia las mejillas, etcétera. Puedes dar un par de golpecitos suaves a las áreas que necesitan un poco más de maquillaje, como las ojeras o las aletillas de la nariz, y usar tus dedos para difuminarlo. Asegúrate de cubrir todo el rostro y la parte del cuello y el escote que quedarán visibles. No olvides cubrir tus labios y párpados para que tanto el labial como la sombra permanezcan durante más tiempo en perfecto estado. Para un maquillaje más elaborado, aplica polvo translúcido para sellarlo correctamente y evitar el brillo excesivo.

Si tu piel es delicada y sueles presentar alergias cuando pruebas nuevos cosméticos, debes hacerte una prueba de parches y mantenerlos ahí durante unas horas. Si pasado el tiempo no ha causado reacción, quiere decir que el producto funcionará bien en tu rostro.

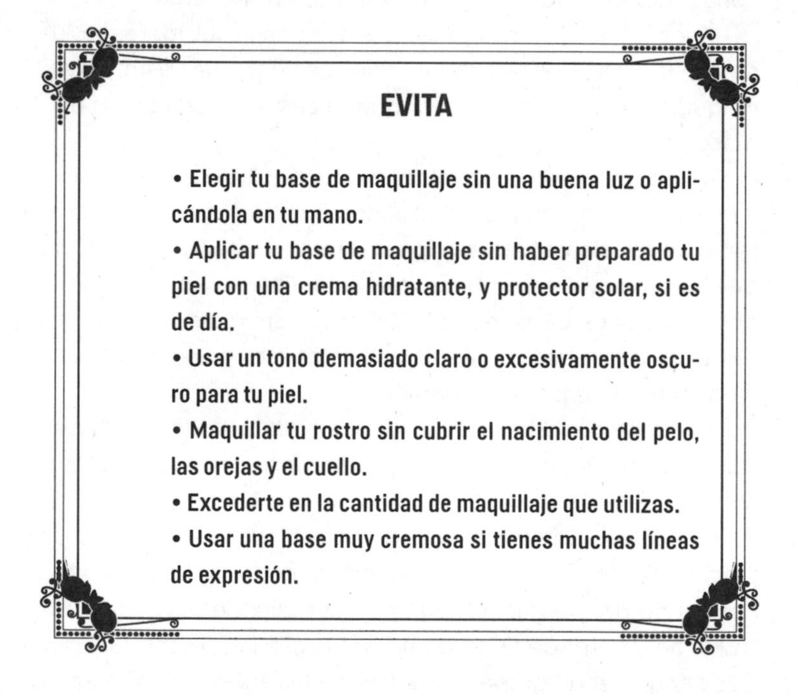

EVITA

- **Elegir tu base de maquillaje sin una buena luz o aplicándola en tu mano.**
- **Aplicar tu base de maquillaje sin haber preparado tu piel con una crema hidratante, y protector solar, si es de día.**
- **Usar un tono demasiado claro o excesivamente oscuro para tu piel.**
- **Maquillar tu rostro sin cubrir el nacimiento del pelo, las orejas y el cuello.**
- **Excederte en la cantidad de maquillaje que utilizas.**
- **Usar una base muy cremosa si tienes muchas líneas de expresión.**

UN AS BAJO LA MANGA: *PRIMERS*

Estos productos, que se deben usar una vez que tu rostro está humectado y protegido con protector solar si es de día, se aplican antes de recibir la base. Su propósito es facilitar la aplicación y fijación del maquillaje, pues alisa la piel. Dependiendo de la presentación, el *primer* puede, además, reducir la grasa, disimular los poros y/o iluminar la piel.

¿Cuándo debes usarlo? Si quieres un maquillaje impecable, de larga duración, fija la base de forma regular, para obtener un acabado aterciopelado.

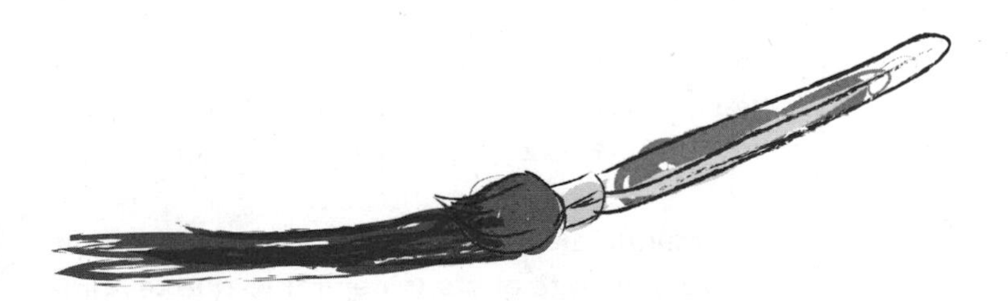

Bobbi Brown: el arte del maquillaje

Estudió maquillaje teatral en el Emerson College y en 1981 consiguió su primer trabajo editorial en la revista *Glamour*. A partir de este logro siguieron muchas portadas y sesiones para títulos femeninos, así como colaboraciones con afamados fotógrafos. En 1990, lanzó 10 labiales con los que debutó como empresaria. Hoy, la línea de maquillaje, que lleva su nombre es muy extensa y forma parte de la compañía Estée Lauder.

Bobbi Brown por el hecho de ser mujer conoce nuestras inseguridades, necesidades y deseos. "Mi meta es empoderar a la mujer con el maquillaje", afirma. "Personalmente, he experimentado y atestiguado cómo el maquillaje correcto y el conocimiento la ayudan a verse y sentirse más bonita y, en última instancia, más confiada."

Es partidaria del maquillaje que mejora, pero no cambia la personalidad de la mujer. "Les digo que sean ellas mismas, lo cual implica todo: desde aprender a amar sus líneas de expresión, hasta apreciar sus características únicas." Brown asegura que la autoconfianza es lo que hace bella a una mujer.

Llevar un buen maquillaje es como usar la ropa correcta: puedes ocultar lo que no te gusta y mejorar lo que te agrada de ti misma. ¿Cómo logras esto al maquillar a alguien?
Utilizo maquillaje para realzar las características que hacen que una mujer sea única. No creo que deba cambiar o distorsionar las características originales de una persona.

¿Qué debes hacer si hay algo en tu rostro que no te gusta y quieres evitar la atención de eso en particular?
Mira cada parte de tu rostro y resalta las que te gusten más, en lugar de centrarte en aquellas que no te agradan; esto va a distraer la atención de las áreas con problemas. Por ejemplo, si no te agradan tus ojos haz que tus labios sean el foco mediante un color brillante.

Bobbi nos da algunos consejos para resolver problemas comunes:

- **Cómo maquillar un grano en la cara para que no se note.** Comienza por aplicar crema hidratante libre de aceite sobre el rostro, pon un poco de crema hidratante extra en los brotes y espera un segundo a que sea absorbida. La idea es tener una superficie suave. Utiliza una base de maquillaje en crema o en tubo para lograr una cobertura como te gusta. Lo más importante es que coincida exactamente con el color de la piel. No utilices corrector para cubrir granos, ya que será más claro que tu tono de piel y puede llamar más la atención.

- **Manchas solares.** Una forma de reducir la aparición de pigmentaciones oscuras o solares es usar productos blanqueadores (*brightening skincare*), que están diseñados para cubrir las manchas oscuras y ayudar a eliminarlas con el tiempo. Pero ten en cuenta que estos productos no tienen la intención de cambiar el color de tu piel, sino que están diseñados para revelar un cutis más fresco y brillante, reduciendo visiblemente la decoloración.

- **Piel seca y áspera.** Las cremas hidratantes del diario reponen la hidratación con un impulso que ayuda a nivelarla y suavizarla, lo que garantiza una aplicación impecable de maquillaje. Busca productos que contengan vitamina C, para ayudar a equilibrar y aclarar el tono de tu piel, y vitamina E, para protegerla de daños del medio ambiente. Para reducir la apariencia de líneas finas y arrugas, elige los productos que están impregnados de vitamina A.

- **Una piel que luce apagada.** Comienza por limpiarla con un exfoliante suave para eliminar las células muertas y que luzca más fresca. A continuación, utiliza un bálsamo o crema hidratante entintada para equilibrar la piel. Después puedes usar un polvo de autobronceado para darle un matiz cálido al cutis. Para un brillo más natural, aplica polvo bronceador sobre las zonas en que el sol toca de manera natural, como la frente, las mejillas y el mentón.

- **Ojos hinchados.** En primer lugar, utiliza un antifaz de gel o haz uno llenando una bolsa hermética con hielo y deja que repose en los ojos durante cinco minutos. Después date masaje con una crema de ojos que contenga cafeína para desinflamar, la cual ayudará a reducir la hinchazón. Si tienes un poco de enrojecimiento alrededor, utiliza un pincel pequeño para aplicar corrector lo más cercano posible al crecimiento de las pestañas. Aplica una sombra clara sobre todo el párpado como base, desde la línea de las pestañas hasta el hueso donde comienza la ceja. A continuación, ponte una sombra a medio tono, de la línea de las pestañas hasta el pliegue. Después usa una capa de sombra de contorno más oscura en las orillas y mezcla a medida que se acerca más a la nariz. Para los párpados, evita las sombras con tonos rojos y aplica un color ligeramente más claro que el de tu piel. Dependiendo de la tez, funcionará una sombra de ojos en tonos beige o marfil.

- **Piel con arrugas.** En primer lugar, no pienses que las líneas son algo negativo. Creo que las arrugas son hermosas y que las obtenemos por vivir, reír y expresarnos. En realidad, las líneas no se pueden cubrir, entonces hay que centrarse en hacer que tu piel se vea más suave y uniforme. La mejor manera de hacerlo es usando una rica crema facial hidratante, lo que ayudará a que la piel se reafirme y las líneas sean menos evidentes. Al utilizar fórmulas en crema para el corrector, la base y el rubor, aquéllas van a deslizarse mejor sobre tu piel en lugar de permanecer en las arrugas. Si tienes líneas de expresión alrededor de los ojos, desvía la mirada de éstos, delineándolos para hacer que destaquen y luzcan. Un toque de rubor en las mejillas te hará lucir fresca y bonita. Utiliza un bálsamo hidratante para los labios (o incluso tu crema para los ojos) para humectar las líneas alrededor de la boca. Para evitar que el lápiz labial se corra, delinea los labios después de aplicarlo.

¿Qué hacer para resaltar la mirada?

Todas las mujeres, independientemente de la forma de sus cejas, se pueden beneficiar con una mayor definición de éstas. Llaman la atención y, de hecho, ayudan a hacer que los ojos se vean más grandes. Las cejas son las heroínas anónimas de la cara. Para el look más natural, defínelas con una sombra del mismo tono que el color de tu pelo. Si tienes la cabellera negra, utiliza caoba o carbón y negro, que son bastante oscuros. Para crear una ceja más contundente, te recomiendo usar una sombra y un pincel de ceja. Si tienes espacios entre las cejas o la necesidad de alargarlas más, utiliza un lápiz suave de ojos para dibujar líneas pequeñas de relleno. Aplica sombra a través de las cejas sutilmente. Comienza en la esquina interna de la ceja y finaliza en la externa.

¿Qué debemos hacer si queremos destacar los ojos?
Utilizar un delineador de ojos es la forma más efectiva de llamar la atención hacia ellos. Asegúrate de aplicar delineador lo más cerca posible de la base de las pestañas. Comienza en la esquina interior del ojo y hacia la esquina exterior. Para resaltar realmente los ojos, también marca la línea inferior de las pestañas. Mantén el delineador del fondo más suave y llega hasta la línea superior de la esquina exterior del ojo. Nunca apliques delineador solamente en la línea de las pestañas inferiores, esto hará que los ojos se vean hacia abajo y lucirás muy cansada.

¿Cómo le haces para que las pestañas se vean divinas?
Las pestañas abren los ojos y hacen que se vuelvan impactantes. Para crear pestañas con volumen trata de encontrar la mascara de pestañas más negra. También me gusta aplicar capas de diferentes fórmulas para alargar y dar volumen.

¿Cuál es la mejor manera de utilizar los correctores para ojos?
Usa un corrector de tono amarillo que sea uno o dos tonos más claro que tu base para aligerar cualquier oscuridad o sombra que aparezca bajo los ojos. Cuando apliques corrector debajo de los ojos, asegúrate de llevarlo hasta la línea de las pestañas y en las esquinas interiores de los ojos.

¿Qué se debe hacer cuando hay círculos oscuros bajo los ojos?
Algunas mujeres, cuyos círculos bajo los ojos son muy oscuros, necesitan un corrector cremoso. Otras, con un poco menos de ojeras, pueden usar el corrector que quieran. Yo utilizo un corrector para alegrar y neutralizar la decoloración (tonos de color púrpura o verde) bajo los ojos. El corrector en tonos amarillos ilumina la ojera y se mezcla con los tonos naturales que se encuentran en la piel de la mayoría de las mujeres. Para la

piel pálida, elige los tonos más claros, como porcelana. Para una apariencia más profunda, utiliza tono durazno más oscuro.

¿Qué opinas de tratar de adelgazar una nariz con correctores oscuros?

No creo que puedas usar maquillaje para cambiar la forma de algo en tu cara, especialmente la nariz; lo que puede pasar al final es que quizá la chica se sienta mejor, pero terminará viéndose como que trae algo embarrado en su nariz. No funciona realmente.

¿Hay una manera de resaltar los pómulos?

Estoy obsesionada con el rubor porque creo que hace que todas se vean más bonitas, por no mencionar el hecho de que le proporciona brillo instantáneo a la cara. Creo que cada mujer debe tener dos tonos de rubor: uno natural y otro con toque de color. Aplica el color natural y añade un toque de color brillante en la parte superior. Esta técnica en capas ofrece un brillo natural. Si sólo pretendes realzar los pómulos, comienza aplicando un tono neutro de rubor en las mejillas y sigue con un toque adicional de rubor más brillante. Póntelo sólo en la parte más sobresaliente del pómulo.

¿Cómo podemos aprender la manera correcta de usar maquillaje?

Mi filosofía de la belleza siempre ha sido: "Sé quien eres". Es importante trabajar con lo que tienes y enfatizar tus mejores características. El look ideal de maquillaje es el que mejora tu belleza natural. Debes destacar sin usar maquillaje. Siempre recomiendo que las mujeres experimenten con diferentes looks y colores hasta encontrar algo que se adapte mejor a su personalidad. El maquillaje está destinado a ayudar a verte y sentirte como la mejor versión de ti misma. Para algunas mujeres eso significa sutiles colores naturales y para otras quiere decir una mirada más vibrante.

¿Cómo haces para engrosar los labios?
No trates de hacer que los labios luzcan más grandes dibujando la línea en el exterior. En su lugar, crea labios más exuberantes con el uso de tonos cremosos y suaves, pues provocan un brillo que ayuda a crear la ilusión de volumen. Además, un poco de brillo en el centro del labio inferior dará la ilusión de unos labios carnosos. Evita los tonos de lápiz labial oscuro, ya que tienen un efecto de reducción y hacen que los labios se vean aún más delgados.

¿Cómo evitar que el labial se corra por las líneas alrededor de la boca?
El truco es usar lápiz para delinear la boca, eso ayudará a que no se corra el labial.

Si tu piel no es precisamente perfecta, ¿cómo puedes mejorarla con maquillaje?
Desde luego, si utilizas hidratantes puedes obtener una mejor textura en la piel y la harás lucir menos seca. También usa el corrector para que te veas menos cansada, con la base de maquillaje correcta para uniformar la piel.

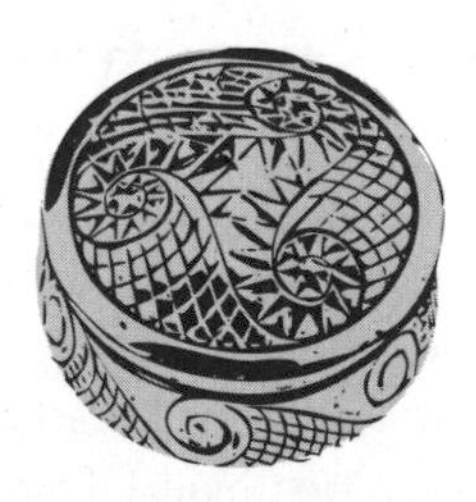

QUITA BRILLO CON POLVO

Ya sea compacto o suelto, el propósito del polvo es fijar el maquillaje ya terminado y evitar el brillo causado por la grasa o el sudor. Es indispensable para las personas que trabajan frente a las cámaras o aquellas que sufren de exceso de brillo en la piel. Para aplicarlo, se utiliza una brocha gruesa y plumosa que se introduce en el polvo, se sacude o sopla para eliminar el exceso de producto y se pasa suave y placenteramente por encima del rostro y cuello.

ILUMINA CON CORRECTORES

Uno de los trucos favoritos de los maquilladores profesionales es el uso de correctores, también llamados iluminadores, para crear luces y sombras donde no las hay. Estos productos, cremosos o liquidos, son untados delicadamente en ojeras, líneas de expresión, cicatrices, granos y manchas para disimular estas imperfecciones, darle uniformidad al maquillaje y agregar luz donde hay sombra o viceversa. El corrector suele aplicarse con ayuda de un pincel suave y difuminarse con una esponja o usando el calor de las yemas de los dedos. Ojo: nunca apliques demasiado corrector porque, además de dar un efecto artificial, fácilmente puede verse como un parche en tu maquillaje.

EL MARCO DE LA MIRADA: LAS CEJAS

> **"Mientras la mujer tenga destellos en sus ojos ningún hombre notará si tiene arrugas debajo de ellos."**
>
> DOLORES DEL RÍO, ACTRIZ

Uno de los aspectos que verdaderamente me sorprendió de la estética estadunidense, en los años que viví en Nueva York, fue la enorme importancia que las mujeres dan a las cejas. Todas quieren ir con un experto que se las diseñe, compran constantemente productos para cuidarlas o perfilarlas y opinan, como jamás había escuchado en ningún otro lugar, sobre las cejas de todas las chicas, ya sea que aquéllas les parezcan hermosas o feas, o si están muy gruesas, asimétricas o demasiado pintadas. El hecho es que ellas saben algo que otras chicas en el mundo parecen ignorar: las cejas son el marco de los ojos y ocupan un lugar primordial en la expresión y estética de nuestro rostro. Unas cejas naturales pocas veces tienen el impacto de las que han sido trabajadas. Con esto no quiero decir que sea partidaria total de la depilación. Por el contrario, considero que depilarte las cejas es un compromiso contigo misma que raya en la esclavitud. Me explico: si empiezas a depilarte tienes que seguirlo haciendo para siempre porque te saldrán vellos donde no había cejas y muchos de los que las formaban jamás volverán a crecer. Así, el nivel de mantenimiento es alto, pero, cuando están bien diseñadas y perfiladas, la diferencia es visible y el sacrificio bien vale la pena.

Si tienes la suerte de que tus cejas no necesiten de las pinzas, el hilo o la cera, ¡felicidades! ¡Te has sacado la lotería! Pero aun así te invito a que utilices el servicio de los cosméticos a tu favor y les des importancia a aquéllas al rellenarlas sutilmente, lo que hará ver a tus ojos más profundos e impactantes.

Si eres de las mías y te depilaste las cejas un poco más de lo que ahora quisieras, pues cambió la moda, vas a poder utilizar el maquillaje para restablecer el efecto de unas más gruesas con los productos adecuados y *voilà!*

Para delinear la ceja o rellenarla, lo mejor es usar unas sombras en polvo de diferentes tonos, del mismo color o ligeramente más claros que tus cejas. Con un pincel angular, dibuja pequeños vellitos del primer tono y después del segundo, marcando la forma de la ceja y haciéndola más sólida. Si prefieres un lápiz, usa la misma técnica, pero no olvides difuminar el trazo para que no se vea severo.

VOLVER AL PASADO

El riesgo de depilarte dramáticamente las cejas es que, muchas veces, al crecer de nuevo no recuperan su forma original. No obstante, éstos son los consejos que me han compartido algunas modelos cuando las he visto cambiar la forma de sus cejas a voluntad:

- Marca con un lápiz de cejas la forma que quieres obtener. Depila lo que sobra y ten muy presente dónde debes dejar que crezca la ceja.
- Utiliza vaselina en los vellos que acaban de crecer para pegarlos al resto de la ceja y que vayan tomando la dirección correcta.
- Rellena sutilmente las cejas perfilando la forma que deseas que tengan, hasta que llegue el momento en que lo hayas logrado.
- En las zonas a las que no ha regresado el vello, aplica un producto especial para estimular su crecimiento.

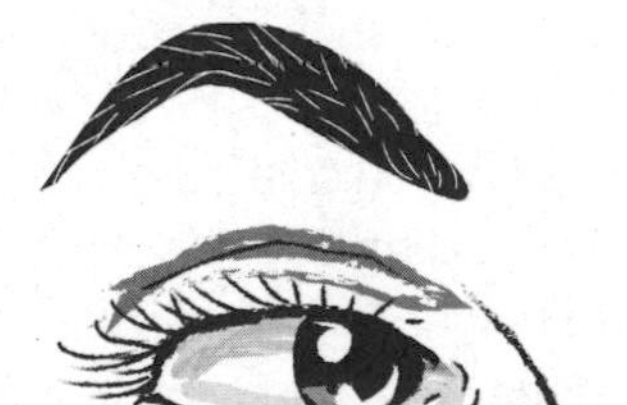

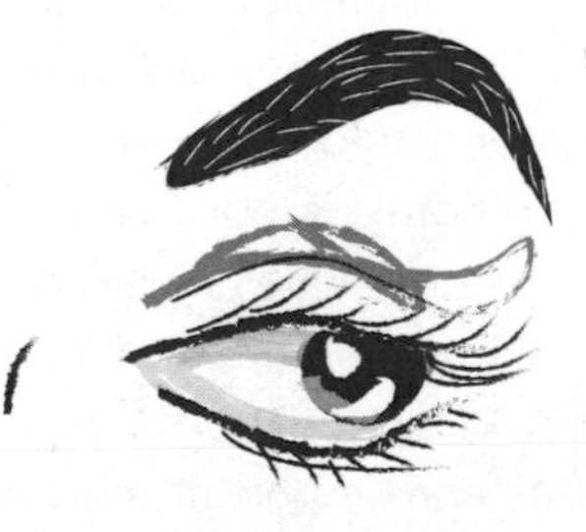

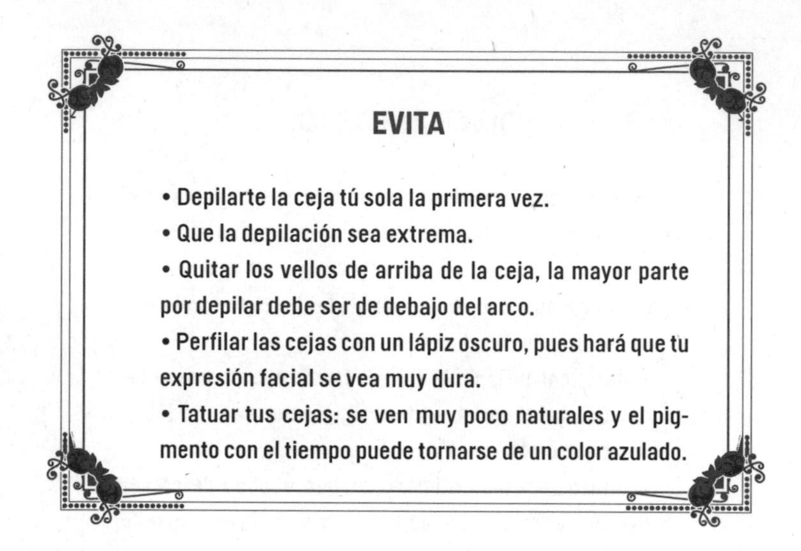

EVITA

- Depilarte la ceja tú sola la primera vez.
- Que la depilación sea extrema.
- Quitar los vellos de arriba de la ceja, la mayor parte por depilar debe ser de debajo del arco.
- Perfilar las cejas con un lápiz oscuro, pues hará que tu expresión facial se vea muy dura.
- Tatuar tus cejas: se ven muy poco naturales y el pigmento con el tiempo puede tornarse de un color azulado.

UN RECURSO ULTRAFEMENINO: LAS PESTAÑAS

Son una barrera protectora para los ojos, ya que en ellas quedan atrapados el polvo, las pelusas y otros elementos que flotan en el aire. Pero además, las pestañas son uno de los recursos más efectivos para maquillarnos y así sentirnos femeninas y hermosas. Ningún maquillaje se ve realmente terminado a menos que las pestañas estén rizadas y pintadas.

Hay diversas técnicas para conseguir que las pestañas sean verdaderas protagonistas. Una muy socorrida por las estrellas de cine y televisión es la de emplear unas postizas, que se pueden colocar de una en una, para una sola puesta o para uso temporal, así como en tira. Las hay dramáticas, sutiles, elaboradas en pelajes finísimos o de nylon. Todo dependerá del tipo de look que busque y de qué tan arriesgada sea la persona que las use. Sin embargo, la mayor parte de las ocasiones, las pestañas serán rizadas con una cuchara, un rizador o un plástico en forma de rectángulo. Para lograr que se levanten en una graciosa curva, también hay rizadores calientes, que funcionan como unas tenazas y, como tales, son muy efectivas, pero terminan quemándolas después de usarlos mucho.

Una vez que las pestañas estén rizadas, opta por poner un *primer*, que es una base para prepararlas con una capa de producto que las engrosa y, en algunas fórmulas, puede incluso vitaminarlas.

Cuando se trata de rímel o mascara hay diversos productos con muy distintos propósitos. La primera gran diferencia está en las fórmulas resistentes al agua, que son ideales para nadar o llorar y que se eliminan únicamente con un desmaquillante, pero también hay solubles en agua, que se pueden limpiar utilizando este líquido natural.

Las mascaras también están catalogadas por efectos: las que aportan volumen, las que alargan, las que rizan, las que maquillan sin dejar grumos o las que pintan las pestañas inferiores con un microcepillo.

Algunos maquilladores recomiendan usar más de una mascara a la vez, con diferentes efectos, de manera que obtengas lo mejor de todas las fórmulas. Por ejemplo, empieza con la que da volumen y termina con la que alarga las pestañas de arriba; y para las inferiores usa el producto con cepillo pequeño.

LA IMPORTANCIA DE DESMAQUILLAR LOS OJOS

Una de las características en las que me fijo cuando compro y me pongo rímel es que, primero, levante y engrose mis pestañas. Segundo, que no deje grumos, no las pegue y no suelte polvo durante el día. Tercero, y no por ello menos importante, que cuando me desmaquillo sea posible eliminarlo por completo de las pestañas, sin tardarme horas en hacerlo, sin maltratarlas, sin tirarlas y que tampoco llegue a mi ojo y lo lastime.

Soy partidaria de las mascaras que se quitan con agua porque son mucho más fáciles de eliminar. Para desmaquillarme las pestañas, mojo mis dedos y, con esta humedad, froto suavemente las pestañas para desprender el producto. Cuando éstas han quedado libres de mascara, procedo a verter agua en una almohadilla o algodón (no uses pañuelos desechables) y ahí aplicar la crema, gel o aceite limpiador para desmaquillar la piel alrededor del ojo y eliminar todo rastro de mascara y sombras.

Hay quienes prefieren las mascaras a prueba de agua, por lo que requerirán un producto desmaquillante a base de aceite. Es importante, en este caso, evitar que el aceite entre a los ojos, pero no por ello debe limpiarse esa área superficialmente. Por el contrario, es preciso eliminar todo resto de rímel y sombra antes de aplicar el tratamiento hidratante de ojos.

En cualquier caso, evita a toda costa utilizar aceite mineral (por ejemplo, aceite para bebé) porque, si bien te puede ayudar a eliminar el maquillaje, puede acarrear consecuencias desagradables en tu piel, tales como alergias o pequeños depósitos de grasa incrustados.

Una vez que el área de los ojos queda limpia, puedes aplicarte la crema de ojos y, en caso de que así lo desees, un producto para estimular el crecimiento de las pestañas.

Desmaquillar los ojos es uno de los hábitos más importantes que debes adoptar para asegurarte una piel joven y suave por muchos años.

RIZADAS Y COQUETAS, LARGAS Y GRUESAS

Si quieres que tus pestañas se levanten y curven de una manera que luzca natural, te recomiendo que no las prenses en un solo punto, sino en dos o tres. ¿Cómo hacerlo?

- Elige un rizador cuyos puntos de contacto con las pestañas estén protegidos por gomas.
- Cuida que tu párpado no sea atrapado por el sistema de tijera.
- El nacimiento de las pestañas es el primer punto donde debes presionar.
- Después desliza el rizador levemente hacia la punta y otra vez aprieta. Repite esta acción con un movimiento pequeñísimo más afuera y vuelve a presionar.

Si te acomoda más rizarte las pestañas con una cuchara o una tarjeta plástica, también cambia de sitio, dos o tres veces, para que no te queden en forma de letra L.

Por otra parte, algunos productos han surgido casualmente, como sucedió con algunos que estimulan el crecimiento de las pestañas, cuyo agente principal fue descubierto al tratar la enfermedad llamada glaucoma y darse cuenta de que al utilizar cierto ingrediente los pacientes experimentaban un crecimiento de sus pestañas.

Estos tratamientos están de venta en farmacias (con recetas médicas) y en tiendas donde venden productos de belleza. La presentación en gotas que se encuentra en las farmacias menciona entre sus efectos secundarios que puede subir la presión de los ojos y oscurecer su iris, por lo cual no la recomendaría. En cambio, he visto resultados fabulosos con los que se aplican como delineador en la base de las pestañas superiores una vez que ya no hay restos de maquillaje y una está lista para irse a dormir.

APLICA Y CONSERVA TU RÍMEL

Cualquiera pensaría que no se requiere de una gran técnica para ponerse el rímel; no obstante, los años que llevo asistiendo a presentaciones con los mejores maquilladores del mundo me han enseñado la que funciona mejor. Aquí la tienes:

- Destapa la mascara y elimina los grumos o exceso de producto que venga en el cepillo.
- Una vez que tus pestañas de arriba están rizadas (y con *primer* si así lo decides), saca el cepillo y colócalo paralelo a tus pestañas, lo más cerca de su nacimiento (cuidando de no tocar el ojo).
- Mueve el cepillo en zigzag mientras levantas y separas las pestañas con un movimiento del nacimiento de las pestañas hacia afuera.
- Espera a que seque la primera capa y repite la acción hasta que tus pestañas de arriba queden a tu gusto.
- Ahora pon el cepillo paralelo a las pestañas de abajo y haz zigzag con él deslizándolo del nacimiento de las pestañas hacia abajo. Repite la misma acción hasta que queden de tu agrado.
- No hay que bombear la varilla del cepillo en el tubo del rímel, pues sólo lograrás que se seque más rápidamente.
- Nunca abras tu mascara si no vas a usarla ni permitas que lo hagan para mostrártela en la tienda, pues este producto tiene caducidad a partir del momento que lo abres y de que la sustancia se pone en contacto con el oxígeno.
- Asegúrate de cerrarla completamente cada vez que la uses.

ENFATIZA LA MIRADA CON DELINEADOR DE OJOS

No todas las mujeres quieren delinearse los ojos, pero, aunque sea con sombra, es buena idea resaltar el nacimiento de las pestañas porque esto proporciona un efecto de abrir el ojo.

Los delineadores existen en diferentes colores y presentaciones. Los hay líquidos (con un pincel que termina en punta), en compacto para usar con pincel y agua, en lápiz y en plumón.

El lápiz es, sin duda, el más fácil de utilizar porque no requiere de mucha destreza y se puede difuminar para disimular cuando la línea no salió perfecta. En cambio, los que vienen en forma compacta, en tubo o en plumón necesitan de cierta práctica para poder hacer el trazo impecable. También hay una diferencia en el efecto del lápiz, en comparación con las otras tres presentaciones, pues el primero suele tener un aspecto más suave y casual, en tanto que la línea sólida que se logra con los otros es más formal y puede llegar a lucir incluso severa cuando es particularmente gruesa.

Los maquilladores, con toda la práctica que tienen, pueden darse el lujo de aplicar el delineador una vez que ya maquillaron los ojos con sombras. No obstante, para nosotras, que no nos dedicamos a eso, hacerlo así implicaría que no podríamos corregir el trazo. Por lo que, al principio, lo más recomendable es aplicar el delineador antes que las sombras para poder usar un hisopo y enderezar la raya en caso necesario. Después puedes maquillar tus párpados y darle un toque final al delineado.

Sarah Lucero: maquillaje que favorece

Como directora global de Educación de la compañía Stila Cosmetics cuenta con una clientela que incluye estrellas de la talla de Victoria Beckham, Katherine Heigl, Kim Kardashian, Olivia Wilde y Paris Hilton, entre muchas otras. Sarah Lucero cree que encontró su verdadera esencia al resaltar las virtudes con sombras y luces en cada rostro. Maquillar a tantas famosas la ha llevado no sólo a trabajar en desfiles de moda de diseñadores como Betsey Johnson o Alice+Olivia y con marcas importantes como Victoria's Secret, sino también a ser considerada una líder de opinión en la industria de la belleza. No es raro verla aparecer en programas televisivos y revistas femeninas dando consejos para realizar lo que más disfruta: "Hacer que una mujer se sienta hermosa... de dentro hacia fuera".

Las mujeres a veces nos casamos con una forma de maquillarnos y nos cuesta trabajo variar nuestro look. ¿Cómo logras que tus clientas se atrevan a verse diferentes?
Cuando trabajaba en una tienda departamental, en la que atendía a mujeres todo el tiempo, ellas venían normalmente con su maquillaje hecho; desde ese momento podía distinguir si les gustaba usar la base muy pesada o gran cantidad de sombras. Les preguntaba por qué usaban el maquillaje de ese modo y me decían cosas como: "Es que así se me ven los ojos más grandes o la piel luce perfecta". De esa manera me daba cuenta de sus prioridades y me aseguraba de incorporar lo que las hacía sentirse cómodas. Pero también les mostraba un nuevo producto, una técnica diferente o incluso un color distinto. Se trata de empoderar a una mujer, que sienta que tiene acceso a todos los productos y que el maquillaje es lúdico, sin importar

la edad que tenga. Si sientes que tienes que probar algo nuevo, lo más probable es que ya estés lista para hacerlo. Hay que ser valiente con tu belleza.

Mucha gente joven usa una base de maquillaje muy espesa. ¿Qué opinas de eso?
Considero bella una piel fabulosa y radiante. Pero nunca quiero ver la base de maquillaje en nadie, tenga la edad que tenga. Siento que cuando estás en tus veinte normalmente quieres un producto que haga más de una cosa, como una BB cream, que sirve para cubrir marcas de acné, ofrece protección solar y te da la suficiente flexibilidad para aplicar varias capas. Las bases en polvo también son maravillosas porque logran un look refinado, pero ten cuidado de no aplicar demasiadas cosas a la vez: no debes poner una base en crema y luego una en polvo porque el maquillaje se verá muy pesado.

A los 30 quieres prestarle más atención al contorno y apostar por una belleza clásica. Todo empieza por tener una piel bella, o sea que la base debe ser uniforme y tersa. Cuando vas a maquillarte los ojos muy naturales o tu boca *nude*, debes aplicar una base en una piel totalmente balanceada y uniforme, de otra manera nada resalta. A esa edad necesitas que algo sobresalga, por eso tu piel debe verse saludable al usar fórmulas hidratantes. Quieres una piel radiante porque el terminado opaco da la impresión de que se está ocultando algo. En esta etapa goza tu piel, deja que se vea y que no te dé miedo usar el maquillaje en crema. Incluso el rubor puedes usarlo cremoso, pues cuando va encima de la base, bien mezclado, da un tono natural. Después del rubor en crema aplica un toque de polvo. Eso hará que tu piel luzca naturalmente bella. Nadie notará lo que hay de producto, sino que te verán a ti.

A los 40 empiezan a salir las manchas en la piel y no debes tratar de cubrirlas porque se ven cenicientas. Es mejor usar un bronceador o iluminador en crema, para que te hidrates. Una base equivocada puede hacer que esa área se vea parda. Por eso, las cremas bronceadoras o iluminadoras se aplican sólo en la zona de la nariz y en sus costados, hasta la manzana de la mejilla, pues esto crea una cubierta que levanta y da luz. Hacer la aplicación en capas es básico porque si tratas de cubrir el rostro completo se verá pesado. Además, un rubor en crema color durazno o coral puede iluminar y disimular las manchas oscuras.

Los ojos cada vez se ven con menos sombras, pero ¿cuando quieres resaltarlos se vale hacer algo más elaborado con ellos?

No tienes que usar sombras. Yo considero que a las chicas que les gustan los delineadores pueden saltarse las sombras. Se ve más fresco y moderno cuando haces un delineado líquido muy cool, y quizá puedes usar dos tonos: el negro como base en el estilo *cat eye*, hacer una segunda línea encima con color y luego aplicar la mascara, que da un acabado fresco y joven. Mis clientes suelen decirme que éste es un gran tip.

Si vas a usar sombras, debes mantener un tono medio cerca del crecimiento de tus pestañas y también llevar un poco de aquéllas alrededor de las pestañas inferiores, envolviendo el ojo. Un tono medio neutraliza tu párpado si lo tienes decolorado, oculta las venas y le da forma al ojo. Si te decides por un café, elige dos tonos que van bien juntos: el color más oscuro debe ir más cerca de las pestañas porque eso es lo que va a crear la forma. Yo sugiero a las chicas que no le teman al brillo porque éste va a hacer que sus ojos resalten, pero aplico ese efecto cerca del párpado inferior, ya que eso propiciará que los ojos se vean más grandes. Nunca uses mucho brillo en el pliegue o en los costados, sino en donde necesitas que tus ojos se vean más grandes. También uso un poco de brillo o un tono metálico justo en el centro de las pestañas bajas. Si delineas tus ojos con un lápiz, recomiendo que lo difumines con un pincel alrededor de las pestañas, pues, cuando lo aplicas sin difuminar, tus ojos se ven más pequeños.

¿Cuál es el truco para un rizado de pestañas perfecto?
El rizador es una herramienta magnífica. Hay que usarlo en ángulo para que eleve las pestañas adecuadamente. A mí me gusta hacerlo muy suavemente y pulsar en dos o tres pasos. El rizador no debe ir paralelo a la cara, sino casi vertical cuando lo vas deslizando hacia arriba y hacia afuera.

Muchas veces, el maquillaje hace que una mujer se vea con más edad. ¿Qué es lo que causa ese efecto?
El primer punto que hace que las mujeres se vean más maduras es cuando delinean de más sus cejas y quedan demasiado pesadas u oscuras. La mayoría de nosotras tenemos diferentes tonos en el pelo, así que me gusta mostrar a la gente cómo aclarar sus cejas; para ello uso un gel que las hace más cálidas. Ése es el truco número uno para que las mujeres puedan parecer más jóvenes: poner atención a sus cejas y hacerlas del color correcto en lugar de pintarlas oscuras. Otro punto que envejece es cuando el rubor se ve muy marcado.

Cuando envejeces los ojos se juntan. ¿Cómo podemos disimular esa cercanía?
La mejor manera de hacerlo es usar una sombra color champaña o rosa claro con acabado brillante en el lagrimal porque con la edad todo se ve más hueco, los ojos se acercan y los tonos brillantes serán clave. Ahí es cuando sugiero que las mujeres se concentren en iluminar, dar forma y contorno con sombras y luces en un maquillaje clásico.

Hay mujeres que aman los labiales coloridos; en el otro extremo están las que no los soportan y prefieren usar sólo brillo. ¿Cómo atreverse a llevar algo diferente a lo que estás acostumbrada?
Lo importante es aprender a relajarse. Usemos como ejemplo el labial rojo. A muchas mujeres pueden gustarles los labios naturales, pero quieren intentar llevarlos rojos ahora que están en tendencia. En ese caso, les sugiero que se compren un producto que sea como un tinte y puedan aplicarlo en capas hasta lograr el look que desean. Amo el look de una boca aterciopelada cuando se usa un labial opaco, ahí es cuando prefiero los tonos optimistas y protagónicos. Debes dejar que ese labial sea el punto focal. Pero, ¡cuidado!, si a ese look le das brillo, lucirá demasiado producido. Me gusta el acabado aterciopelado con rojos, rosas cálidos, naranjas brillantes, corales fuertes y ladrillos; esto es a lo que llamo una paleta con poder. La textura mate, que parece un acabado polvoso, es muy moderna y cool. Con un labial así puedes usar algo con brillo en alguna otra parte de tu rostro, ya sea que uses un blush cremoso en tus pómulos o un destello en tus párpados. Deja que sea eso lo que brille. El lipstick mate, además, no se corre tan fácilmente y se ve bien en todas.

Si prefieres un labial más pálido, aperlado o en tonos durazno, para unos labios naturales, entonces se verá mejor que uses un acabado lustroso para que te dé luz y volumen. Con un labial brilloso puedes usar *smoky eyes* y un rubor mate para balancear tu maquillaje.

COLOREAR CON SOMBRAS

El maquillaje de los ojos es una obsesión para unas mujeres y un verdadero reto para otras. Esto sucede porque la variedad en marcas, colores y texturas puede ser abrumadora para una *amateur* y estimulante para una experta.

Para aplicar correctamente las sombras, antes debes haber hidratado la piel, así como cubierto los párpados con base de maquillaje o *primer*. Es mejor usar una buena variedad de pinceles en vez de los aplicadores que vienen en los estuches de las sombras porque, además de dosificar el producto a tu elección, podrás difuminarlo o acentuarlo más fácil y precisamente.

Las sombras en polvo pueden manchar la base de maquillaje, por lo que, si no tienes mucha práctica de pintarte los párpados, te recomiendo poner un poco de polvo translúcido en la zona alrededor del ojo, que vas a retirar en cuanto termines con tu obra de arte.

Toma en cuenta que los colores claros fueron hechos para dar luz y los oscuros para dar sombras o profundizar. Por eso, es frecuente que en la cuenca del ojo se utilice la sombra más oscura y en el centro del párpado una clara.

Hay cientos de técnicas para maquillar los ojos. En mi opinión, no hay nada más divertido que aprender de los maquilladores que están en los mostradores de cosméticos: te enseñaran trucos y el paso a paso para lograr un maquillaje con determinadas tonalidades. Pero lo mejor viene cuando llegas a casa y empiezas a experimentar. Sólo recuerda que los ojos con sombras oscuras se hunden y lo contrario sucede con las tonalidades claras.

Si tus párpados tienen líneas pequeñas es mejor que evites las sombras cremosas o nacaradas, pues las harán más evidentes.

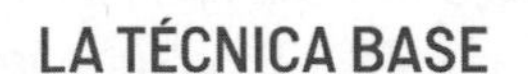

LA TÉCNICA BASE

La manera más fácil de maquillar tus ojos es empleando una familia de un color en tres tonos: claro, medio y oscuro.

- Aplica la sombra clara debajo de la ceja y en la esquina del lagrimal. Difumina.
- Cubre tu párpado, del nacimiento de las pestañas al pliegue del ojo, con el tono medio.
- Marca el nacimiento de tus pestañas superiores con una ligera línea delgada y traza el pliegue de tu párpado usando la sombra oscura. Difumina.
- Dale un toque de luz al maquillaje, para ello utiliza de nuevo la sombra clara en la parte media del párpado superior.

AGREGA UN SALUDABLE RUBOR

La función principal del rubor es resaltar los pómulos y darles color a las mejillas. No obstante, se puede aplicar ligeramente en la sien y en el mentón. El rubor, también conocido como blush, puede encontrarse en crema, gel o polvo y tiene tonalidades distintas para poder iluminar la piel. Cuando la presentación es en crema o gel se aplica con una brocha o las yemas de los dedos para difuminarla. Si es en polvo, también se difumina con una brocha gruesa y plumosa en movimientos suaves y circulares.

Las tendencias de maquillaje cambian temporada tras temporada y una de las diferencias que puede notarse es la manera en que se aplica el blush, así como los tonos que están de moda. Con el rubor no se trata de sumir tus mejillas o enrojecerlas, sino de dar un toque sutil de color que afine la forma de tu rostro y encienda ligeramente las mejillas. Hay un blush que se llama Orgasm (orgasmo); me parecen perfectos el nombre y la metáfora, pues el efecto ideal es que tu piel adquiera ese toque rosado, muy sensual, que tendrías después de hacer el amor satisfactoriamente. Por eso, el rosa y el durazno son tonos clásicos.

No hay una receta infalible y generalizada para aplicar el rubor. Cada rostro tiene una forma diferente y hay que encontrar la mejor manera de perfilarlo. Así que te aconsejo que te tomes el tiempo de acudir a los mostradores de cosméticos a que un maquillador te ayude a definir el tono del producto y el lugar en el que debe ir.

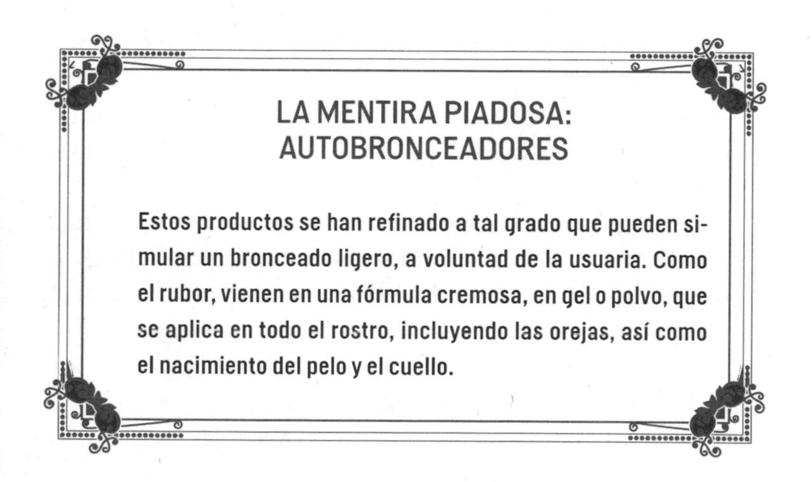

LA MENTIRA PIADOSA: AUTOBRONCEADORES

Estos productos se han refinado a tal grado que pueden simular un bronceado ligero, a voluntad de la usuaria. Como el rubor, vienen en una fórmula cremosa, en gel o polvo, que se aplica en todo el rostro, incluyendo las orejas, así como el nacimiento del pelo y el cuello.

LA TENTACIÓN TOTAL: EL LABIAL

"Dame mi bolso, ¿quieres, querido? Una chica no puede leer este tipo de cosas sin su labial."

HOLLY GOLIGHTLY, PERSONAJE PRINCIPAL DE *BREAKFAST AT TIFFANY'S*, DE TRUMAN CAPOTE

En las peores crisis económicas, el lipstick es un producto que duplica su venta. Pero ¿cómo es posible? Simple: el labial es el cosmético que llena de glamour y coquetería a una mujer sin que ésta gaste mucho dinero. De hecho, varios estudios han demostrado que las mujeres que usan labial rojo sonríen más.

Ya mencioné que Desmond Morris, en su libro *El mono desnudo*, asegura que las mujeres, al pintarnos la boca, emulamos los labios vaginales en plena excitación. Sea cierta o no esa afirmación, no cabe duda de que este cosmético es el que nos hace sentir más sexys, porque unos labios lustrosos son apetecibles para una mordida o un beso. ¿Quién puede evitar la tentación de incitar, provocar o simplemente confirmar que eres irresistible?

Pero no todo en el labial tiene un sesgo sexual. La verdad es que pintarse la boca es una de las acciones más distintivas en el maquillaje. Recuerdo que una tía le decía a mis primas: "¡Ilumínense!" como una manera de sugerir que se pusieran lipstick. Tenía razón porque eso es justamente lo que puede hacer un rojo, rosa, morado o naranja en tus labios: ¡hacerte resplandecer! Aunque el resto de tu cara esté sin maquillaje, te verás cuidada y sensual.

El labial tiene color y viene en barra, lápiz, crema, tinta o gel, y sus presentaciones pueden tener un terminado lustroso o mate. El lipstick opaco suele incluir un pigmento que dura más, por lo que se prolonga su tonalidad en los labios; también está recomendado para las mujeres que ya tienen arrugas de fumadora alrededor de la boca porque no se corre por las líneas, como sucede con los lustrosos.

Hay fórmulas de larga duración que prometen lucir hasta 24 horas. Algunos de estos productos presentan el problema de que resecan mucho los labios o son demasiado opacos, pero las presentaciones que tienen tinta por un lado y brillo por el otro parecen funcionar mejor. También hay brillos, mejor conocidos con el nombre de gloss, que son transparentes o con un pequeño tinte de color y se encuentran en gel, barra o crema.

Los labios suelen ser el último paso del maquillaje. Para conseguir un gran final, debes utilizar un lápiz delineador de labios, ya sea del mismo tono que tu boca o del color del labial. Delinea la forma de tu boca sin pintar la piel y después difumina el contorno. Si deseas que tu labial dure más, entonces procede a rellenar los labios. Aplícalo directamente de la barra o con un pincel para un acabado más profesional. Por último, pon un toque de labial o brillo más claro en el centro de tus labios y difumina ligeramente; esto hará que tu boca luzca más carnosa.

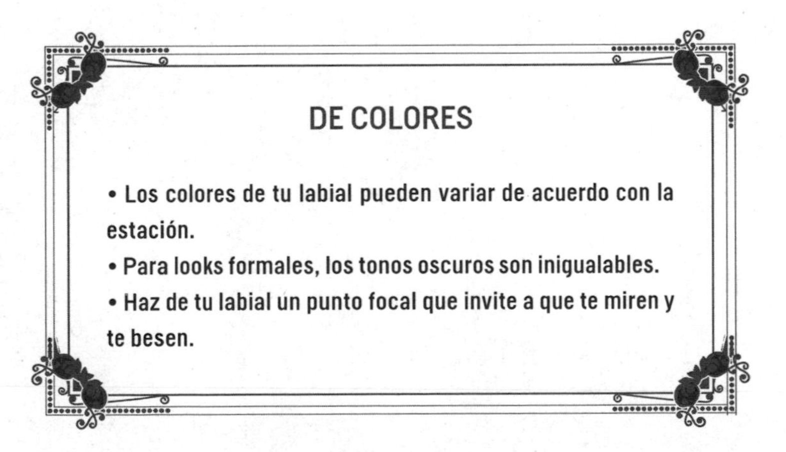

DE COLORES

- **Los colores de tu labial pueden variar de acuerdo con la estación.**
- **Para looks formales, los tonos oscuros son inigualables.**
- **Haz de tu labial un punto focal que invite a que te miren y te besen.**

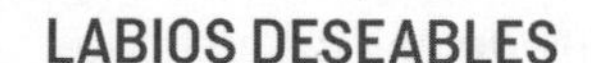

LABIOS DESEABLES

- Exfólialos con un producto especial para este propósito una vez cada dos semanas; así eliminarás las células muertas.
- Antes de dormir, huméctalos con una pomada hidratante para labios.
- Al ponerte la base, cubre los labios con ella.
- Delinea con un lápiz de punta fina alrededor, y si quieres que tu labial te dure más, rellénalos. Pasa una capa de polvo translúcido para sellarlo.
- Aplica tu labial directamente o con un pincel.
- Utiliza un pañuelo desechable para introducirlo entre los labios, apretarlos y de este modo eliminar el exceso y evitar que se te manchen los dientes.

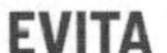

EVITA

- Aplicarte labial cuando tus labios están resecos.
- Pintarte la boca por fuera de su forma real, esto jamás lucirá natural.
- Usar un lápiz oscuro en el contorno de la boca y rellenar los labios con un tono más claro.
- Probarte un labial directamente en el mostrador de cosméticos porque los labios son mucosas y, como tales, pueden estar en riesgo de infectarse con bacterias o con el virus del herpes. Mejor usa un hisopo para probar el tono, asegurándote de que el labial está nuevo o ha sido limpiado cuidadosamente.

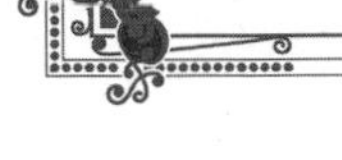

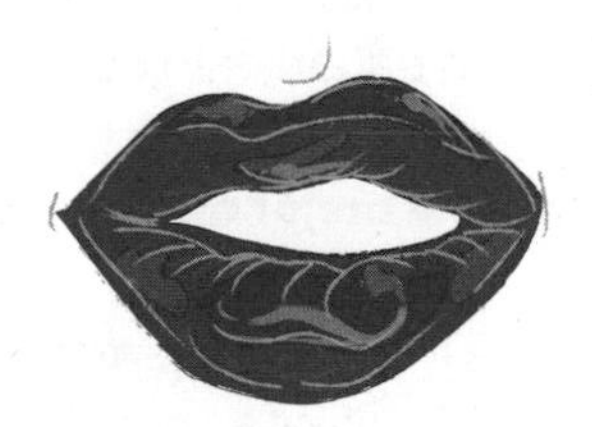

Ilde Goncalves: de la pasarela a tu tocador

Como parte de los artistas con los que cuenta Sephora en su PRO Beauty Team, Ilde Goncalves ha dedicado su talento a maquillar a una numerosa clientela, lo mismo que para hacer trabajos en desfiles, videos musicales, programas de televisión y editoriales de moda para revistas. Para él, lo importante es que el maquillaje sea divertido y su verdadero objetivo es resaltar la belleza única que posee cada mujer.

¿Qué puedes hacer para verte más joven al usar maquillaje?
Usa una base de maquillaje que refleje luz a través de sus partículas para verte radiante y que el terminado sea luminoso. Trata de evitar usar demasiado polvo que matifique la piel.

¿Cómo evitar que tu piel se vea opaca o irregular?
¡Exfolia! Usa exfoliantes o un peeling ligero, funcionan de maravilla y ayudan a que la piel luzca fresca. Siempre termina con un suero hidratante o con un tratamiento que contenga vitamina c.

¿Qué maquillaje funciona mejor de acuerdo con la forma de la cara?
Si es redonda contornea debajo de los pómulos para crear más dimensión. Si es cuadrada intenta contornear las esquinas exteriores del rostro, especialmente en la frente y la quijada. Para un rostro triangular contornea los lados de la frente y dale un poco de brillo a la barbilla.

¿Cuáles son los cosméticos básicos que toda mujer debe tener?
Base de maquillaje, corrector, polvo, rubor, bronzer, mascara y delineador.

¿Las herramientas más importantes?
Los dedos son las mejores herramientas cuando se trata de la piel. Brochas para la base de maquillaje y para el rubor en crema, para el rubor en polvo y para el corrector. Para los ojos requieres un pincel mediano para las sombras y otro para difuminarlas. Un pincel retráctil para los labios. Adicionalmente, vas a necesitar esponjas y un rizador de pestañas.

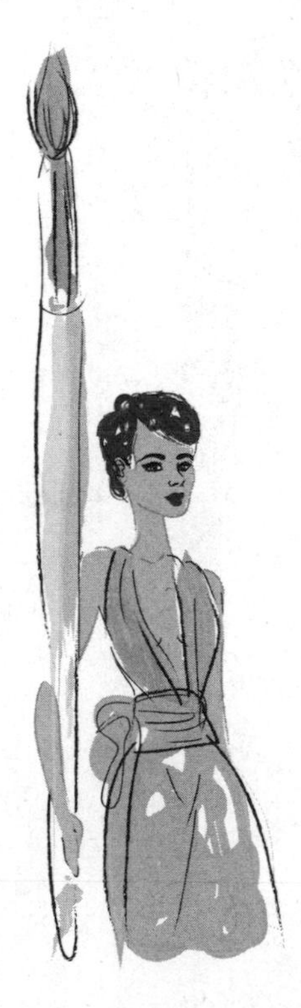

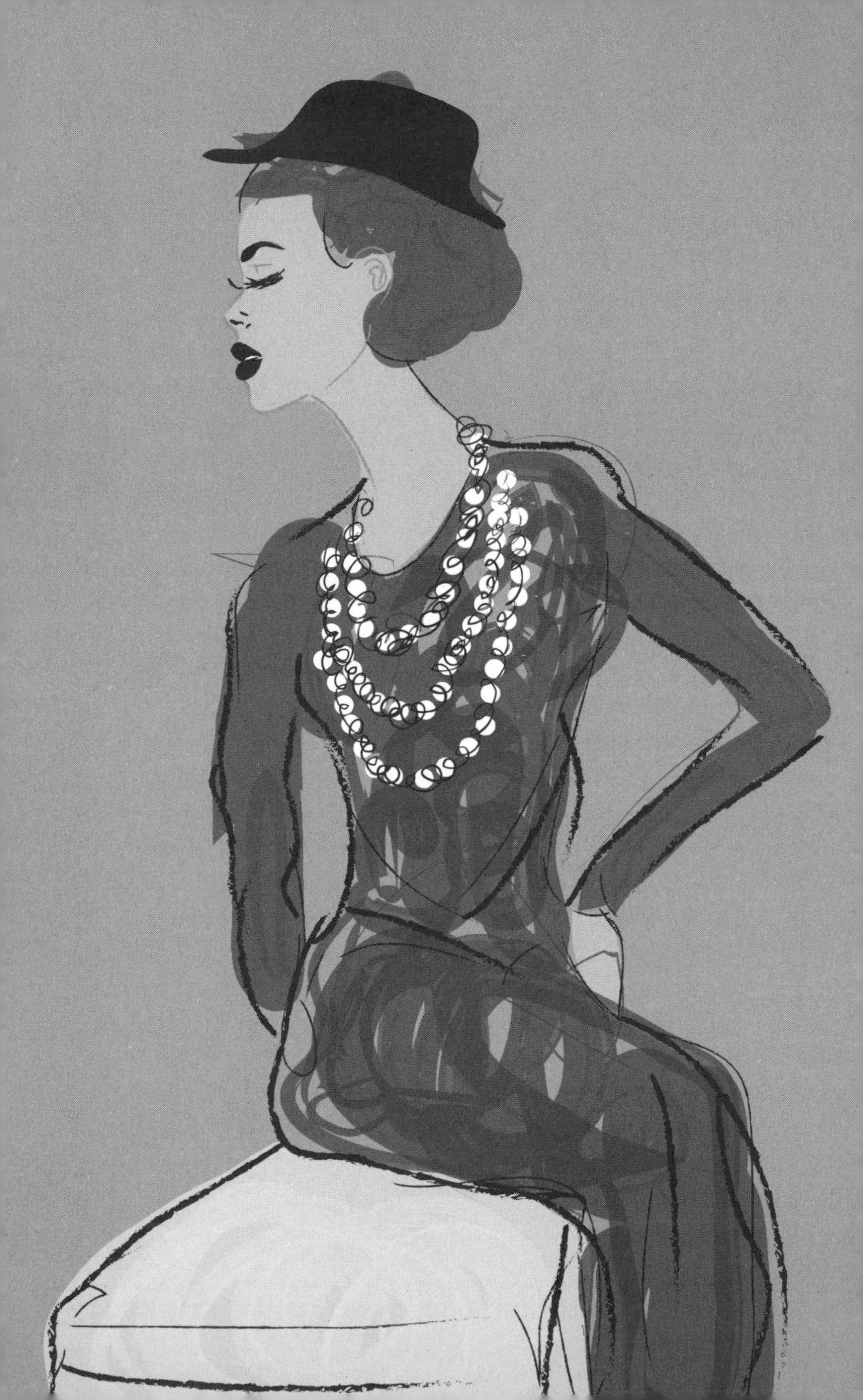

6

BELLA Y EN ARMONÍA

"Uno puede acostumbrarse a la fealdad, pero nunca a la dejadez."
COCO CHANEL, DISEÑADORA DE MODA

El tono y la uniformidad del color de la piel o el brillo en la mirada pueden ser señales de salud en una mujer. Pero su pelo, sus uñas y su cuerpo complementarán la imagen y revelarán que si ella es hermosa por fuera es debido a que se siente de maravilla por dentro.

El pelo, por ejemplo, es un arma de poder para nosotras. Con él hablamos en femenino, lo acariciamos para incitar al hombre a que se nos acerque y atamos nuestra melena en una cola de caballo cuando queremos orden y control. La sonrisa también tiene un papel decisivo en nuestra relación con los demás. Unos dientes sanos y bien cuidados indican un gran esmero de nuestra parte. Pero, cuando los vemos a través de una sonrisa amable, lo importante es que son la puerta de aceptación para entablar una relación larga o pasajera.

El cuerpo en el que vivimos, al que alimentamos y mimamos, puede ser nuestro mejor amigo o convertirse en un verdadero tirano si lo castigamos o maltratamos. Mucha de nuestra paz provendrá de darle a este templo el reposo, el alimento y el ejercicio para mantenerlo en forma. Nuestra salud mental y física depende de ello.

EL PELO, NUESTRO ORGULLO

La melena de una mujer tiene un valor inmensurable. Es, sin lugar a dudas, un reflejo de su salud que, según diversos estudios, ha influido, por centenares de años, inconscientemente, en el varón para que la elija como madre de sus hijos. Nadie puede negar que se ha convertido en una gran pista para conocer su edad, estilo, cuidado personal y hasta su religión en un vistazo. Indudablemente, es uno de los elementos más importantes que marcan la moda y un termómetro de la situación social de las mujeres en cada sociedad, época y país.

Entre otras cosas, debemos reconocer que para nosotras resulta un arma de seducción infalible. Una chica que se acaricia el pelo, se lo arregla o lo libera para que caiga libremente está declarando, no verbalmente, que está interesada en el hombre que tiene enfrente. Quizá por ello los chicos lo prefieren largo, pues los juegos del amor se hacen más evidentes cuando ellas los invitan a tocarlo y a olerlo.

Ciertamente, el pelo es uno de los atributos más atractivos y seductores de las mujeres, es el segundo deseo más anhelado por cualquier chica (el primero es tener una piel perfecta) y el tema favorito para leer en las revistas femeninas (después de los secretos para bajar de peso sin mucho esfuerzo).

De hecho, una melena sedosa y abundante resulta tan tentadora que algunas culturas han decidido ocultarlo bajo una pañoleta o peluca para que los hombres no se sientan excitados por ella o incitados a tocarla.

El pelo crece un centímetro y medio aproximadamente al mes en una mujer saludable. No obstante, este proceso puede alterarse a causa de diversos factores como embarazo, desnutrición, estrés, menopausia o enfermedad. De hecho, uno de los golpes más duros que puede sufrir una mujer diagnosticada con cáncer es la pérdida de su cabellera debido a la quimioterapia. Esto la hace sentir menos femenina, e incluso menos digna.

PARA CAMBIAR TU IMAGEN

Hay pocos elementos en tu arreglo personal susceptibles de experimentar un cambio tan drástico y efectivo como el pelo. Cortarlo, rizarlo, alaciarlo, teñirlo, dejarlo crecer, atarlo, soltarlo como una melena... Las posibilidades son muchas y los recursos, infinitos. Recuerda cómo se reinventó Tina Turner con sus pelucas o cómo Linda Evangelista llegó a convertirse en la top model más camaleónica de la historia con los constantes cambios de colores de su cabellera. Para conseguir un nuevo look, lo mejor es consultar a un especialista: desde un consultor de imagen, un tinturista, hasta un peluquero, etcétera. Ellos tienen la experiencia y los conocimientos para guiarte, apoyarte o disuadirte a fin de que quedes feliz con el resultado final. Pero, por favor, nunca hagas cambios en tu pelo si estás pasando por una depresión porque corres el riesgo de sumirte en una crisis peor si no te gustas una vez realizada la transformación.

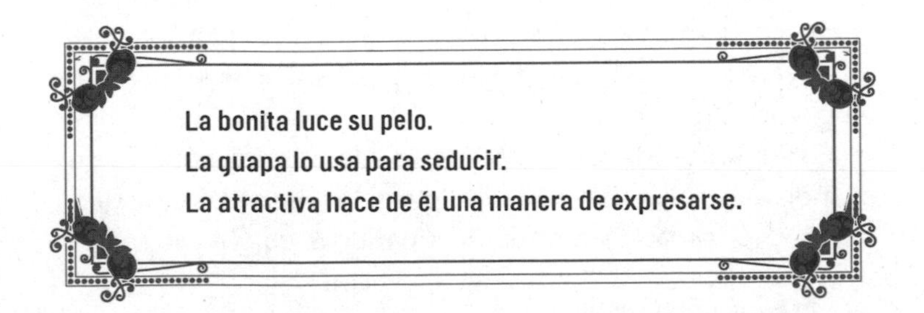

La bonita luce su pelo.
La guapa lo usa para seducir.
La atractiva hace de él una manera de expresarse.

CON EL PASO DEL TIEMPO

La edad de una persona suele ser un factor que adelgaza el pelo y en algunas incluso representa una pérdida notable de éste. Para colmo, también hay pérdida de brillo y elasticidad causada por los cambios hormonales. Ésa es la razón por la que muchas veces puedes calcular la edad de una mujer con tan sólo verla de espaldas.

Las canas aparecen en etapas diferentes en cada mujer. Algunas comienzan a notar que su pelo se ha vuelto blanco o más tieso individualmente o por mechones. Otras personas no las tienen hasta edad avanzada. Lo cierto es que, a pesar de que una cabeza llena de canas bien cuidadas puede ser muy hermosa, cuando la cabellera tiene partes oscuras y otras blancas da una sensación de descuido. Ésta es una de esas injusticias divinas porque a los hombres el pelo entrecano los hace ver maduros e interesantes, mientras que a nosotras nos deja como si no tuviéramos el suficiente esmero en nuestro arreglo personal.

Nuestro deseo es tener siempre una cabellera de mujer joven. Pero para ello debemos aprender qué la hace lucir lustrosa y saludable.

SU NATURALEZA

El pelo es, en su mayoría, proteína, aunque también contiene un poco de agua. Lo que nosotros vemos crecer está ya muerto y su proceso de desarrollo ya lleva algunos meses, por lo cual el daño al exponerlo al sol, al humo, a medicamentos, a procesos químicos, al calor, al desbalance hormonal, etcétera, no se verá inmediatamente, sino que tomará unas semanas en empezar a notarse.

La superficie del pelo está recubierta por una cutícula que cuando está saludable no permite que las escamas, que guarda esa capa protectora, se abran. Cuando el cabello se somete a tratamientos químicos, como un tinte para teñir, un permanente para rizar o temperaturas muy altas, la cutícula se debilita, las escamas se liberan y la textura se vuelve porosa, lo que provoca que el aspecto sea opaco y la melena se esponje (lo que se conoce como *frizz*). La nueva tecnología puede ayudarte a evitar que tu cabellera se maltrate.

Verónica Sánchez: los cuidados de tu cabello

Con un doctorado en Bioquímica, otorgado por la Universidad de Tennessee, Verónica Sánchez está a cargo de la ciencia y las innovaciones de los productos de Pantene y Head & Shoulders destinados al mercado de Latinoamérica. En su afán por comunicar la variedad de beneficios y usos de los productos de Procter & Gamble, la doctora Sánchez ha creado extenso material educativo que se utiliza para conocer más sobre el cabello y su cuidado en la vida diaria.

¿Qué productos son básicos para el cuidado de la cabellera?
Un buen shampoo y acondicionador, pero también un tratamiento que aplicarás después de lavarlo, como una mascarilla y una crema para peinar. Yo, por ejemplo, uso shampoo, acondicionador, una ampolleta; cuando nado, me aplico una crema para peinar antes de meterme a la piscina, para proteger mi pelo. Si lo tiñes constantemente, sugiero que te hagas tratamientos para mantenerlo saludable. Lo importante es el look final que quieres obtener después de usar shampoo y acondicionador porque el propósito esencial es que tu pelo quede limpio y huela rico.

¿Qué tan seguido debes cambiar tus productos para el pelo?
Según dónde estés ubicado, se suelen usar productos diferentes en el verano que en el invierno. Así que los productos que elijas deben ser acordes a las actividades que realices durante la temporada. Si te expones al sol y necesitas más hidratación, usarás productos humectantes y una crema protectora para el pelo si vas a nadar, por ejemplo. Cambiarás tus productos en invierno porque no necesitarás ese nivel de acondicionamiento o hidratación en época de frío.

¿Qué tan útil resulta el shampoo en seco cuando tienes prisa y no puedes lavarte el pelo?
Es un remedio rápido para ayudarte a absorber la grasa del pelo, pero hay que tener cuidado si te gusta vestirte de negro o tu pelo es oscuro porque algunos productos dejan residuos blancos.

LAVAR SIN MALTRATAR

La cabellera debe ser aseada constantemente para eliminar la grasa del cuero cabelludo y el mal olor que resulta de la combinación de ésta con el sudor. Sin embargo, lavar el pelo demasiado seguido o con productos muy agresivos puede ocasionar problemas de resequedad en el cuero cabelludo y en el pelo.

Para un mejor resultado al lavarte el pelo, antes que nada elige el shampoo indicado para tu tipo de cabellera. Una vez que estás con el cabello húmedo, vierte el shampoo sobre el cuero cabelludo y realiza un masaje con las yemas de tus dedos para eliminar todas las células muertas. Todavía con la espuma en la cabeza, extiende suavemente el shampoo hacia las puntas, sin frotarlo. Enjuaga con abundante agua a temperatura ambiente para cerrar la cutícula.

No es recomendable darle un segundo lavado con shampoo, a menos de que tu cabello muestre restos de un producto extremadamente graso. De otra manera, una sola lavada es suficiente para retirar la suciedad y la grasa sin secar los aceites naturales del cuero cabelludo.

El agua con cloro, que suelen tener todas las grandes ciudades, es perjudicial para el cabello porque lo reseca, lo hace poroso y modifica el color de los tintes. Así que lo mejor que podrías hacer es colocar una regadera con filtro de agua que elimine las sales y los químicos, los cuales tenderán a opacar y debilitar tu cabellera.

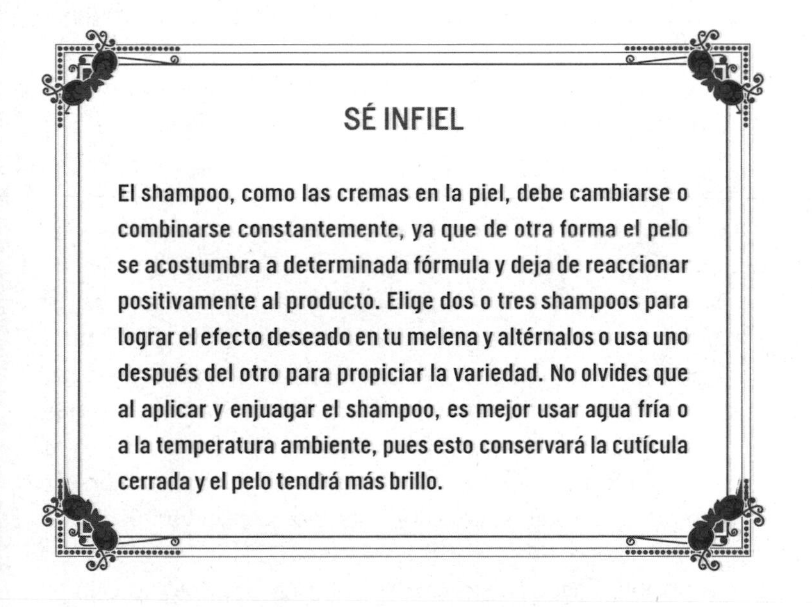

SÉ INFIEL

El shampoo, como las cremas en la piel, debe cambiarse o combinarse constantemente, ya que de otra forma el pelo se acostumbra a determinada fórmula y deja de reaccionar positivamente al producto. Elige dos o tres shampoos para lograr el efecto deseado en tu melena y altérnalos o usa uno después del otro para propiciar la variedad. No olvides que al aplicar y enjuagar el shampoo, es mejor usar agua fría o a la temperatura ambiente, pues esto conservará la cutícula cerrada y el pelo tendrá más brillo.

ACONDICIONAR ES ESENCIAL

Cuando el pelo es largo o enredadizo, el acondicionador puede hacer la diferencia. Es importante que el producto que selecciones sea el adecuado para tu tipo de cabellera. Por lo regular, es de la misma línea y produce el mismo efecto que el shampoo, aunque no necesariamente tienes que seguir con la misma marca; es posible usar una diferente para que tu pelo no se acostumbre.

El acondicionador debe aplicarse en un cabello húmedo, recién lavado y sólo desde la mitad de tu pelo a las puntas. No debes usarlo en el cuero cabelludo.

Te recomiendo que, una vez que apliques el acondicionador, pases por tu pelo un peine de dientes gruesos para desenredarlo sin que se rompa. Una vez que todo haya sido peinado, hay que enjuagarlo con suficiente agua a la temperatura ambiente o fría.

Una sola aplicación de acondicionador debe ser suficiente para desenredar y dejar tu pelo listo para ser peinado.

MASCARILLAS Y ACEITES PARA REVITALIZAR

Si no has probado las mascarillas y aceites que hay para acondicionar, hidratar y peinar tu melena, no sabes de lo que te has perdido. Recientemente, el aceite de argán y el de la nuez de macadamia se han puesto a la cabeza de un nicho de productos dedicados a las adictas a la belleza, como yo. Pero las mascarillas que son tratamientos para aplicar en el pelo húmedo después del shampoo y que hay que enjuagar con agua antes de salir de la ducha, así como los aceites para hidratar el pelo antes de peinar, llevan ya mucho tiempo vendiéndose exitosamente en el mercado. Tanto las mascarillas como los aceites suelen ayudar a cerrar la cutícula del pelo, lo que le aportará brillo y lo hará más manejable, pero también lo protegen de la secadora, la plancha y la tenaza.

Yo suelo usar una mascarilla una vez a la semana, en lugar del acondicionador, pero el aceite —o la crema para peinar que lo contiene— lo utilizo cada vez que me seco el pelo.

PRODUCTOS PARA PEINAR QUE FACILITAN LA VIDA

La variedad de espumas, gel, cremas y aceites que se utilizan al secar el pelo se ha incrementado muchísimo. Cada vez se usan menos las espumas que resecaban y se han intercambiado por sustancias cremosas o aceitosas que cierran las cutículas del pelo y lo protegen del calor, mientras que lo hacen más dócil y manejable.

Lo ideal es ponerse una cantidad moderada (del tamaño de un chícharo para el pelo corto y de una moneda pequeña si es largo) y aplicar en el pelo húmedo que vas a secar.

Si tu melena ya está seca y simplemente le quieres dar una pasada con la plancha o tenaza, asegúrate de que tu pelo no tenga humedad alguna y de que el producto sea el indicado para usar con calor y así evitar que se maltrate.

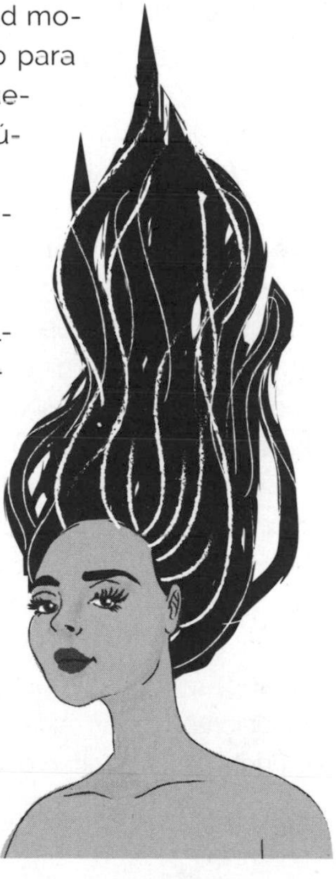

Tom Taw: una melena más lustrosa

Radicado en Londres, Tom Taw es experto en el pelo dañado. En 2009 celebró más de dos décadas de trayectoria y fue seleccionado como uno de los ocho expertos del cabello en el mundo para colaborar en la creación de nuevos productos para Sedal. Su pasión por combatir la resequedad y el cabello dañado inspiró el desarrollo de una gama completa de productos para suavizar, nutrir y alisar, así como la línea Ceramidas, para un crecimiento fuerte. Tom trabaja en desfiles de moda, hace giras para promover los productos que ha creado y tiene su propio salón de belleza, al oeste de Londres, donde se puede hacer una cita para obtener el tratamiento completo de reconstrucción del cabello, que es su especialidad.

¿Qué sugieres para evitar el pelo grasoso, sin dañarlo del todo?
Las personas con pelo grasoso tienden a lavarlo más, lo que significa que el cuero cabelludo empieza a carecer de aceites e hidratación. Para contrarrestar este problema, lava tu pelo un día sí y uno no, e intenta usar shampoo seco entre lavadas para prevenir que se vea grasoso en las raíces.

Todos los cueros cabelludos producen aceites naturales y el aceite viajará hacia abajo para protegerlo, pero al final dejará el pelo lacio, grasoso y aplastado. Para evitar eso, cuando te apliques shampoo usa agua fría y trata de no hacer el masaje demasiado fuerte al cuero cabelludo (la estimulación y el calor van a incrementar el sebo y a empeorar el problema). Recuerda no aplicar acondicionador a las raíces, pero comienza en las puntas y ve trabajándolo hasta la mitad del cabello y enjuaga suavemente.

¿Qué recomiendas para darle vida a la cabellera?
Aplica aceite para pelo y luego envuélvelo con una toalla caliente alrededor de tu cabeza para obtener los mejores resultados que contrarresten los daños que ha sufrido. Siempre digo que la prevención es mejor que la cura, así que trata de dejar que el pelo se seque naturalmente lo más posible, usa spray de protección contra el calor, acondiciona de manera regular y utiliza una mascarilla para el pelo dos veces al mes.

¿Cómo evitar que tu pelo se dañe al secarlo?
Siempre usa spray protector para el calor y tu secadora a temperatura media, termina usando aire frío, que va a ayudar a fijar mejor tu peinado.

¿Todo pelo puede ser teñido?
Si tu pelo luce opaco, reseco o es quebradizo, no recomendaría teñirlo. Mejor despúntalo bien, deja las herramientas calientes por algunas semanas y consiéntelo con tratamientos acondicionadores intensos para nutrirlo y sanarlo.

¿Qué hay que considerar para cambiar el tono del cabello?
Lo primero que consideraría es la condición del pelo. El tinte levanta la cutícula, lo que hace al pelo más susceptible al daño, así que piensa cuidadosamente antes de animarte a pintarlo.

¿Qué tipo de cara se ve mejor con pelo largo?
Si tienes el rostro redondo, evita usar el pelo corto y opta por un estilo largo y lacio que te alargue la cara, haciéndola parecer más delgada y con mejor proporción. Sin embargo, el pelo largo luce terrible si está en malas condiciones, así que asegúrate de despuntarlo regularmente.

¿A quién le va mejor el pelo corto?
Yo amo el pelo corto, siento que se ve vanguardista y cool. Si tienes una cara larga, trata de ensancharla a través de un corte que llegue al mentón y tenga capas. Si tu rostro es ovalado, ¡todo te queda! Con caras angulosas, un corte estilo pixie se ve muy llamativo y resalta tus fantásticos pómulos.

¿Cuándo se debe usar fleco?
Las mujeres que tienen rostros largos y pelo lacio natural pueden usar fleco. Si tu cabello es rizado, vas a necesitar herramientas calientes para peinarlo, que lo dañarán al final. No te cortes el fleco si tienes un rostro redondo porque lo hará lucir aún más circular.

FANTÁSTICAS HERRAMIENTAS PARA PEINAR

Consideraremos como herramientas a todos aquellos objetos que nos ayudan a peinarnos. Estamos hablando de secadoras de aire, planchas, tenazas, tubos, cepillos y peines. Los aparatos eléctricos han experimentado muchos cambios gracias a la tecnología, que los ha hecho más rápidos y seguros.

Respecto de secadoras, recomiendo las de uso profesional, ya que su tecnología permite que el secado sea más preciso y veloz que el ofrecido por las caseras. Las tenazas y planchas integran un acabado de teflón que evita que el pelo se queme y se dañe la cutícula. Los cepillos y los peines cuentan con características que ayudan a desenredar, peinar y estilizar el pelo. Su fabricación ha incluido un acabado que no sólo protege la melena, sino que también permite ahorrarse tiempo en el secado.

Jeni Thomas: salud y juventud para tu pelo

El trabajo de la doctora Jeni Thomas, graduada en la Universidad de Cincinnati, se ha concentrado en la investigación de la salud del pelo y del cuero cabelludo. Ella llegó a Procter & Gamble cuando era estudiante y su pasión por la ciencia y la belleza la ha mantenido en esa compañía a lo largo de 10 años. Su labor como química analítica en Pantene consiste en guiar a los expertos —dermatólogos, académicos, técnicos y científicos del cabello— a desarrollar nuevos productos y entender las necesidades de las mujeres que quieren tener una melena más sana y hermosa.

¿Cómo mantienes una cabellera brillante y sana?

La estructura y el material natural del pelo son realmente fascinantes; por su intrincada constitución, cuando está saludable, es más fuerte que el acero. Pero el estrés que padece puede romperlo. Lo mejor que puedes hacer es ayudarlo a mantener su estructura natural. Será mucho más saludable si lo preservas intacto que si lo tratas de reparar una y otra vez. Así que hay que minimizar el estrés que experimenta si bajas el calor al peinarlo y disminuyes los métodos agresivos para estilizarlo. Utilizar un acondicionador es excelente para preservar la salud de su estructura porque absorbe mucho del estrés al que lo sometemos. En cuanto al brillo, hay dos grandes cualidades que contribuyen a que el pelo se vea lustroso. La primera es la superficie de la fibra de cada cabello: mientras mejor sea el estado de su superficie, mayor será el reflejo blanco que produce y que resalta su aspecto brilloso. La segunda es qué tan alineado está el pelo en relación con los demás cabellos. Por eso, es que a veces, cuando peinas una cabellera que estaba enredada, comienza a verse significativamente más brillante. Esto se debe a que alineas las fibras mejor y pueden reflejar el brillo en la misma dirección.

¿Debes tomar vitaminas para fortalecerlo?

La gente cree que si toma vitaminas su pelo va a estar mejor; eso resultará si en efecto hay una deficiencia vitamínica. Las deficiencias en hierro y en vitamina D se han relacionado con problemas en el pelo, pero eso se remedia con una dieta saludable. Las proteínas y el hierro son considerados como muy importantes en el cuidado de tu melena, así que incluye en tu dieta carne y verduras como brócoli y espinacas. También funciona beber mucha agua.

Estás programada para tener el mejor cabello que puedes producir, pero hay que empezar por un cuerpo sano, una dieta balanceada y vivir con poco estrés para tener ese potencial. De la misma manera, si te sometes a una dieta de choque puedes afectar la cantidad y calidad de pelo que produces.

¿Qué tan cierto es que un producto puede quitarte la orzuela?

Los productos especiales para orzuela son buenos para juntar temporalmente las puntas separadas y que los cabellos se vean como una sola fibra. Esto se obtiene cuando el producto tiene ingredientes que interactúan y ayudan a reencapsular las fibras desde afuera. Sin embargo, este efecto se produce entre lavadas y tendrás que volverlo a aplicar para prevenir que las puntas continúen abriéndose hacia arriba.

El verdadero remedio para no tener las puntas abiertas es cortar el pelo. Pero se debe prevenir que las puntas se abran en primer lugar, y los acondicionadores, así como las cremas para peinar, de verdad ayudan cuando las fibras se enredan unas con otras o con los cepillos, que es cuando las puntas terminan por abrirse.

¿Por qué hay personas que tienen, al mismo tiempo, el pelo grasoso y el cuero cabelludo reseco?

La grasa puede contribuir a que el cuero cabelludo se irrite, y es la sensación de resequedad en la piel la que indica que el cuero cabelludo está lastimado. Si alguien siente que su pelo es demasiado grasoso, es probable que no necesite un shampoo para caspa, sino un muy buen limpiador, y usarlo regularmente. Pero si tiene el cuero cabelludo seco y el pelo graso, sí necesita el producto anticaspa que ayuda con el problema de los residuos blancos y a que el cuero cabelludo se nutra a sí mismo, previniendo la sensación de sequedad.

Otras veces el problema es que tienen las raíces grasosas y las puntas resecas. En ocasiones sucede porque la grasa que se genera en las raíces no se transporta a lo largo de todo el cabello, así que queda atrapada. Ese caso es muy común con el pelo rizado o muy dañado porque la grasa no se asienta bien en la superficie del cabello maltratado. Si eres de las mujeres a las que la grasa se les acumula mucho, péinate con un cepillo de cerdas naturales, que va a ayudar a distribuir la grasa para que no se concentre en las raíces.

¿Cuándo debemos alarmarnos por perder pelo?

Las investigaciones concluyen que uno pierde más pelo en los meses de calor, así que es natural soltar hasta 150 cabellos al día. Sin embargo, si notas que hay parches de cuero cabelludo visible, debes recurrir a un médico dermatólogo que te diagnostique, porque eso puede significar que algo más está sucediendo: tu dieta, una enfermedad, un problema interno o el estrés están mostrando signos de afectación.

Si te has sometido a un tratamiento multiquímico, puedes ver más caída no por un asunto biológico, sino por debilidad del cabello. Pero quizá no lo estás perdiendo de raíz, sino que se te está rompiendo. Así que si tienes volumen en las raíces, pero se vuelve ralo en las puntas, existe la posibilidad de que el contorno de tu cabeza cambie sin haberte cortado el pelo en capas, lo que quiere decir que se te está rompiendo. Alguien que usa colas de caballo todo el tiempo va a empezar a notar esto porque el pelo se estresa con ese peinado y va a perder mucho espesor. Pero, ante este problema, puedes cortar las fibras que están rotas y preservar las que tienes en buen estado.

Si el problema tiene que ver con estrés o un asunto de salud (o incluso un embarazo) tu pelo se restablecerá cuando tu vida regrese a la normalidad. Si se trata de un factor genético, tal vez no retorne al estado en que estaba antes. Así que si se está perdiendo cabello de raíz, es importante ir al doctor para ver si es un asunto de salud o algo circunstancial, pues los folículos no siempre vuelven a funcionar. Hay un ciclo natural en ellos, el pelo crece por ciertos años, pero habrá un momento en que el folículo decidirá no sólo irse de vacaciones, sino jubilarse para siempre y ya no producirá ninguna otra fibra. Así que el medicamento que un doctor puede recetar lo regresará a la vida. No obstante, si la fibra ha estado dormida por demasiado tiempo, puede ser que ya esté retirada de manera permanente. Por eso, el tiempo para intervenir en un problema de éstos es esencial para la buena recuperación cuando se trata de un problema genético.

¿Qué tan malo es usar cola de caballo cuando el pelo está mojado?

Nunca hay que amarrar el pelo mojado porque se quiebra mucho más que el seco. Algunos estudios han demostrado que el pelo que está mojado o tiene una humedad significativa se rompe 15 veces más que el pelo seco, así que ante cualquier tipo de fuerza o estrés al que te sometas, el pelo mojado tendrá más problemas para resistirlo que si está seco.

Las mujeres que ponen su pelo en una liga apretadísima y agarran su cola de caballo, la dividen en dos y jalan hacia los lados para que la liga suba, se hacen muchísimo daño. Por eso, hazte la cola de caballo cuando tu pelo esté seco. Empieza con una crema para peinar que absorba el estrés antes de poner la liga y lo suficientemente apretada para que se sostenga donde tú quieras y no tengas que reajustarla.

¿Qué debes hacer para minimizar el daño en el secado con aire o herramientas calientes?

Usar productos acondicionadores para peinar con buenos protectores. Su propósito es ayudarte a lograr el estilo de peinado que deseas con una secadora, plancha o tenaza, pero con menor daño, porque sus ingredientes absorben el exceso de temperatura. Es muy importante utilizarlos porque entre el calor que generan esas herramientas para peinar, y los jalones que conlleva peinarte con ellas, siempre se perjudica la cabellera. El mayor estrés ocurre mientras jalas, pero también debes intentar obtener el look que estás buscando con menos calor. Puedes tratar de conseguir el peinado con la menor cantidad de veces que pasas la plancha, por ejemplo. Si con una pasada queda 90% bien, no trates de ir más lejos. Intenta mantener la secadora a seis pulgadas de distancia de tu pelo y ten cuidado con los cepillos que tienen centro de metal porque este material puede ponerse excesivamente caliente y tu pelo queda encima. Mejor usa cepillos con centro de madera.

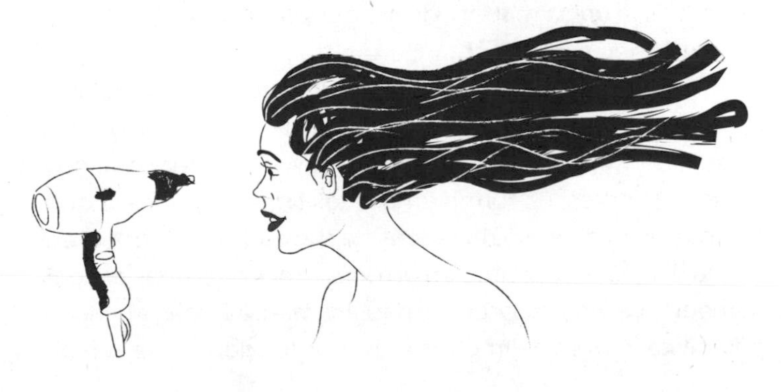

EL IMPACTO DE LAS UÑAS

No hay nada como unas manos cuidadas. No estamos hablando de que tengan que ser bonitas, pero bien manicuradas, hidratadas y limpias van a ser una gran carta de presentación en todos lados.

El manicure y pedicure son una buena solución para mantener las uñas en buen estado. Pero es muy importante que no dejes que te corten la cutícula ni la piel alrededor de la uña. En Estados Unidos, por ejemplo, está prohibido quitar la cutícula, y con razón, pues es una protección que sella la uña con la piel, con lo cual se evita que entre alguna bacteria que pueda provocar una infección. Pero es preciso que se lo indiques a tu manicurista porque la mayoría de éstos acaban con todo alrededor de la uña con tal de que luzca más limpia y se aplique el barniz abarcando toda la superficie. Sin embargo, al hacer esto te ponen en riesgo. Lo mejor es pedirles que hagan la cutícula hacia atrás y conserven tus dedos intactos para que sólo limpien un poco los padrastros. Verifica también que el manicure y el pedicure se realicen con herramientas desinfectadas porque es la única manera de asegurarte de que no adquirirás ningún hongo o infección.

Es importante hidratar las uñas y lubricar con aceite las cutículas para que crezcan sanas. Cuando las limes, hazlo sólo en un sentido y en un ángulo de 45 grados, de manera que no las abras o quiebres. La forma en que las limes dependerá de tus gustos personales o de la tendencia de moda en ese momento.

No caigas en la tentación de dejar crecer tus uñas exageradamente. Las uñas cortas o medianamente largas en las manos, hasta los tres milímetros (pasados los dedos), se ven bien, además de eso lucen como garras. En los pies tampoco se ven bien las uñas largas, procura que te las corten cuadradas con los bordes ligeramente redondeados para evitar que se entierren en tu piel.

Pintarse las uñas es un detalle muy femenino y puede verse también como un toque de elegancia, pero si no estás dispuesta a retocar el barniz, despintar y volver a aplicar color cuando una uña se desportille o tiendes a quitarte la pintura para entretenerte o aliviar tu estrés, mejor usa brillo transparente porque las uñas pintadas deben verse impecables.

También es preciso aclarar que el *nail art*, que tanto se ha puesto de moda, es divertido para las chicas de menos de 35 años.

UN FABULOSO MANI Y PEDI

El primer paso es cortar las uñas para emparejarlas. Después debes limarlas en un solo sentido para que los bordes queden lisos. Aplica un suavizante de cutículas y remoja las uñas en agua. Empuja las cutículas hacia el dedo con un palito de naranja. Con una tijera delgadita o un alicate corta los pellejitos que se asomen por ahí. Hidrata las manos y pies con crema. Limpia las uñas para quitar la grasa. Cúbrelas con una capa protectora o endurecedor que, además de ayudar a que tu uña crezca, va a evitar que se decolore con los pigmentos del barniz. Píntalas con dos capas delgadas de laca. Termina con una capa de abrillantador o secador.

El barniz con el que finalizas el mani o pedi puedes usarlo los siguientes días para fortalecer la uña y proteger el barniz. También es de utilidad llevarte a casa el mismo tono que te pusieron en las uñas para que puedas restaurarlas cuando se desportillen ligeramente.

Hazte manicure y pedicure cuando menos una vez al mes, pero no descuides tus uñas el resto del tiempo.

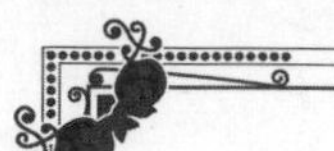

COLORES QUE HABLAN

El tono que elijas para tus uñas de las manos no tiene que ser igual al de las uñas de los pies. Ahora puedes elegir tonos de la misma familia para ambos casos o totalmente distintos entre sí. Tampoco tienes que combinarlas con la ropa, el contraste funciona y muy bien, pero hay colores que son adecuados para ciertas situaciones y no funcionarían en otras. Aquí encontrarás algunos ejemplos.

NATURALES: los rosas pálidos, beiges y translúcidos son como los comodines, pues van con toda la ropa, no necesitan tanto mantenimiento y son perfectos para las mujeres discretas.
DRAMÁTICOS: tonos oscuros como el vino, sangre, azul marino, negro, gris oscuro, etcétera, son elegantes, por lo que se recomienda usarlos en ocasiones más formales o con ropa más vanguardista.
METÁLICOS: como las joyas, pueden aderezar cualquier atuendo, pero su aspecto es semicasual, lo que significa que funcionan para situaciones más formales, pero no de gala. Si tienes miedo de no elegir el tono correcto para tu piel, haz la prueba con tus propias alhajas: si te queda mejor el oro, entonces tienes una piel con base amarilla y te sentarán mejor colores como el dorado o de esta familia. En cambio, si te va sólo la plata, tu piel tiene base azul, por lo que debes preferir el plateado o tonos similares.
FLUORESCENTES: una vez más, si tienes menos de 35 años, date vuelo con esos tonos. Úsalos en el día a día, pero evita utilizarlos cuando vas a vestir elegante. Si eres una mujer madura, pide a tu manicurista que te ofrezca otra gama.
CLÁSICOS: el rojo es, como en el labial, el tono por excelencia. El rosa, el coral y el fucsia también son una buena elección para la mujer con clase que no quiere arriesgar demasiado.

EVITA

- Cortar la cutícula o la piel alrededor de la uña.
- Limar las uñas de un lado para otro.
- Pulir tus uñas con la lima.
- Agitar el frasco de barniz antes de aplicarlo.
- Aplicar el barniz sin antes poner un protector, endurecedor o base
para las uñas.
- Usar el barniz viejo.
- Utilizar una cantidad excesiva de laca de uñas en cada aplicación.
- Soplar las uñas para que se sequen.
- Hacer cosas antes de que el barniz se endurezca y esté todavía pegajoso.
- Quitar el color sin un producto que contenga acetona.
- Cortar las uñas de tus pies en cualquier otra forma que no sea recta.
- Salir con tus uñas con la pintura despostillada.
- Tener las uñas de varios largos.
- Lavar platos y hacer limpieza sin guantes de plástico.

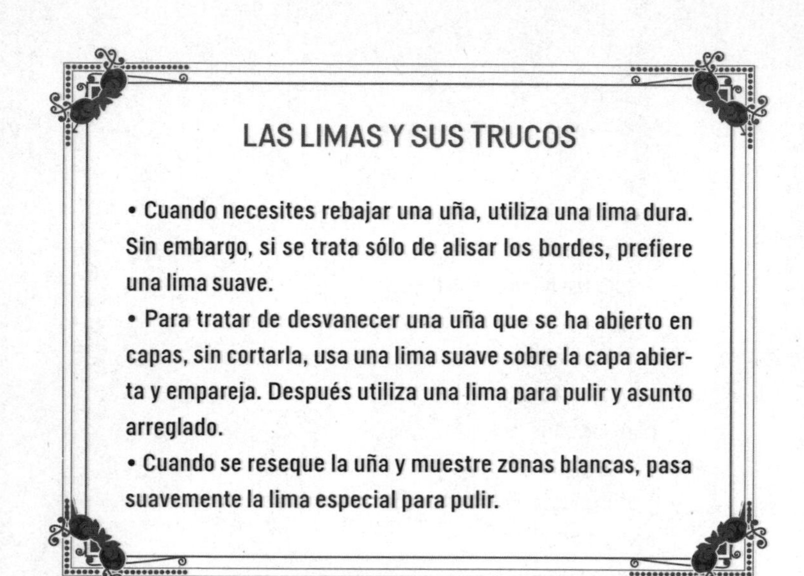

LAS LIMAS Y SUS TRUCOS

- **Cuando necesites rebajar una uña, utiliza una lima dura. Sin embargo, si se trata sólo de alisar los bordes, prefiere una lima suave.**
- **Para tratar de desvanecer una uña que se ha abierto en capas, sin cortarla, usa una lima suave sobre la capa abierta y empareja. Después utiliza una lima para pulir y asunto arreglado.**
- **Cuando se reseque la uña y muestre zonas blancas, pasa suavemente la lima especial para pulir.**

UÑAS FALSAS, ¿A QUIÉN ENGAÑAN?

No importa qué tan bien estén hechas, las uñas de acrílico se ven falsas, mucho más si las hacen totalmente cuadradas, gruesas o tienen un manicure francés con la luna blanca demasiado ancha. La verdad es que las uñas no tienen que estar largas. Las cortas, si están bien cuidadas, se ven infinitamente mejor que unas artificiales. Lo peor es que las uñas falsas no dejan respirar a las verdaderas y básicamente terminan por arruinarlas, así que piensa bien si quieres hacerles eso porque es una decisión que va a tener consecuencias a largo plazo.

MANOS Y PIES QUE DELATAN

La buena impresión puede parecer responsabilidad de las uñas porque el color las hace resaltar. Sin embargo, la piel de las manos y los pies debe cuidarse para que el conjunto sea agradable no sólo a la vista, sino también al tacto.

Las manos suelen estar más expuestas, por lo tanto, requieren de más atención diaria. Para colmo, son las primeras que delatan nuestra edad si están arrugadas o tienen manchas solares. Por eso, debes usar guantes para lavar los platos o limpiar la casa. Lava tus manos con jabón suave y después aplica crema hidratante. Utiliza protector solar todos los días. No olvides ponerte una crema espesa con guantes especiales para pasar la noche de vez en cuando y procura siempre protegerlas contra el frío. Lavar las manos para que estén libres de bacterias requiere de al menos 18 segundos de frotarlas, ininterrumpidamente, con jabón y agua, para después enjuagarlas con abundante agua.

Los pies están más guardados, pero cuando usamos sandalias o tacones altos los maltratamos intensamente, por lo que hay que ayudarlos un poco al exfoliarlos con crema granulosa o limarlos sutilmente con una lima de piedra pómez e hidratarlos, todos los días, después de la ducha. Por las noches, aplícales una crema para pies, vaselina o la pomada para rozaduras de bebé y duerme con calcetines de algodón grueso.

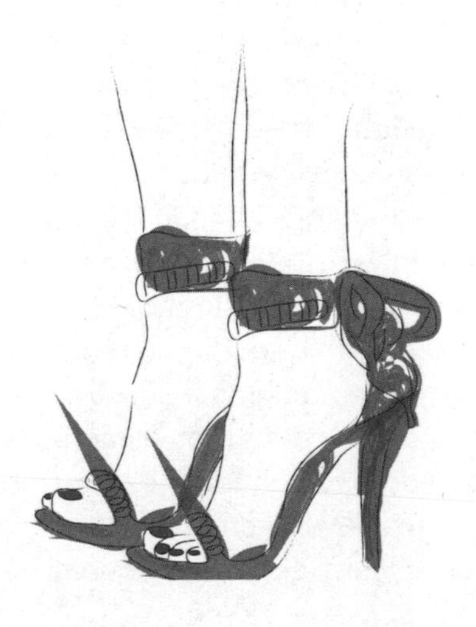

LA CONQUISTA DE LA SONRISA

Siempre he dicho que hay personas que con su sonrisa iluminan el día. Es una verdadera suerte tener una dentadura blanca, uniforme y alineada, pero no haber nacido con ella tampoco debe ser un pretexto, pues la tecnología ha mejorado considerablemente, por lo que casi todos los defectos tienen remedio. Afortunadamente, las sonrisas más hermosas vienen de una persona realizada, plena y feliz consigo misma, pero que ésta siempre se vea espectacular es un elemento más para darle confianza en su aspecto. Blanquear los dientes, enderezarlos, limarlos para emparejarlos o simplemente darles el mantenimiento adecuado son algunos de los cuidados que se notan a kilómetros de distancia. Pero, además, es indispensable mantenerlos limpios y libres de sarro, lo que contribuye en buena medida a gozar de un aliento fresco y agradable.

LA SONRISA QUE SE ABRE AL MUNDO

El blanco de los dientes no siempre depende del aseo que se les dé, pues su color se debe, en gran parte, a la genética. Claro que ahora se utilizan diversas técnicas para aclararlos un par de tonos. Sin embargo, lavarlos tres veces al día e inmediatamente después de haber fumado, bebido vino o café también ayudará a mantenerlos más blancos.

Algunos enemigos de nuestros dientes se encuentran en muchos de los alimentos que solemos comer, como pan, queso y chocolate, que se adhieren a nuestra dentadura y, de no lavarla, pueden causar caries. Los alimentos azucarados, incluyendo los líquidos, suelen tener ese mismo efecto dañino, por lo que es recomendable un aseo constante con un cepillo suave o semisuave y una cantidad pequeña de pasta dental.

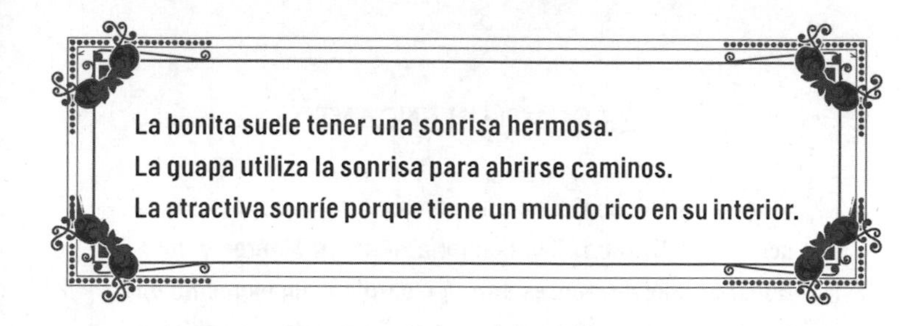

La bonita suele tener una sonrisa hermosa.
La guapa utiliza la sonrisa para abrirse caminos.
La atractiva sonríe porque tiene un mundo rico en su interior.

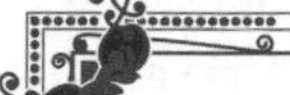

CEPILLADO EFICIENTE

Para obtener mejores resultados en la higiene de tus dientes, lleva a cabo los pasos siguientes:

- Pasar el hilo dental al menos una vez al día por todas las piezas dentales.
- Usar un cepillo suave o semisuave.
- Usar una porción de pasta como la del tamaño de un chícharo.
- Humedecer el cepillo.
- Colocar el cepillo en posición diagonal respecto de la encía y masajearla ligeramente.
- Deslizar el cepillo de arriba para abajo en las piezas dentales superiores y de abajo para arriba en las piezas inferiores, cubriendo todos los dientes por fuera y por dentro.
- Cepillar con un movimiento circular las muelas y la lengua.
- Lavar los dientes por al menos dos minutos.
- Enjuagar abundantemente hasta eliminar toda la espuma.

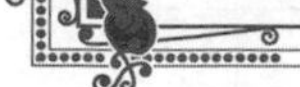

ES COMO UN ENCANTO

Mágica y luminosa, funciona como un imán, así ha sido la sonrisa de Shakira, Eva Longoria, Marilyn Monroe y Julia Roberts. Muy diferentes entre sí, pero con un elemento en común: su sonrisa las hace verse accesibles, amables y muy hermosas. ¿Crees que ellas tendrían el mismo atractivo si su dentadura estuviera manchada, poco uniforme o luciera desagradable? La respuesta es un contundente no. Ellas han logrado que se les abran puertas con tan sólo sonreír. Es un secreto que no debemos ignorar.

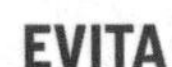

EVITA

- Usar tus dientes como herramienta para abrir paquetes o bolsas plásticas.
- Meter entre tus dientes fierros o láminas.
- Lavar tus dientes con cepillos duros.
- Dar cepillado a los dientes de lado a lado.
- Cepillarlos con demasiada fuerza.
- Utilizar una cantidad excesiva o insuficiente de pasta dental.
- Terminar la limpieza dental con un enjuague bucal que contenga alcohol.

Verónica Sánchez: sonríe con confianza

La exdirectora de Comunicaciones Científicas para el Cuidado Oral en Procter & Gamble estuvo a cargo de la creación de materiales educativos y del programa Dream Smile, el cual promueve la importancia de una sonrisa hermosa y su impacto en la vida diaria.

¿Qué importancia tiene la sonrisa para nosotros?

La importancia social de la sonrisa es tal que se considera que evolutivamente se desarrolló para complacer a otros. Ésta sería la sonrisa llamada no-Duchenne, que es totalmente consciente y voluntaria; se caracteriza por involucrar sólo los músculos que mueven los labios y, por lo general, es asimétrica, en el sentido de que el labio se mueve de un solo lado de la cara. Es la sonrisa que ponemos cuando estamos obligados socialmente a complacer.

Evolutivamente hay otra sonrisa, la cual es inconsciente e involuntaria, llamada Duchenne. Ésta, a diferencia de la voluntaria, involucra tanto los labios como los ojos y luce totalmente simétrica. Es la que asociamos con expresiones de alegría total.

¿Cómo podemos cuidar nuestra sonrisa?

Así como cuidamos de nuestra piel y pelo con una rutina de belleza, también debemos pensar en ponerle atención a nuestra sonrisa todos los días. No hay que usar los dientes como una herramienta para abrir paquetes, más bien debes protegerlos con el uso diario de una pasta dental con fluoruro para endurecer el esmalte y protegerlo de caries. Toma en cuenta qué consumes, pues algunas bebidas que disfrutas a diario, como el café, manchan los dientes. Afortunadamente, hay productos disponibles en el mercado que nos permiten continuar disfrutando de los cotidianos cafecitos.

¿Qué dice una persona al sonreír?
Una sonrisa es la distancia más corta entre dos personas; además, tiene el mismo significado en todos los idiomas. Una persona sonriente proyecta confianza en sí misma y es una carta de presentación que extendemos a otros para que se nos acerquen.

¿Qué características debe tener una sonrisa para abrirte el mundo?
Debería ser una sonrisa franca, magnética, que involucre tanto a los ojos como a la boca, proyectando la confianza que sólo al tener unos dientes bien cuidados te sientes orgullosa de mostrar. Debería, también, exhibir unos labios bien humectados, así como unos dientes saludables y blancos.

Si no tenemos una dentadura perfecta, ¿qué podemos hacer para mejorarla?
Una dentadura puede ser considerada imperfecta por varias razones, como lo son los dientes torcidos, manchados, amarillos o no saludables. Los avances en tecnología para cuidado bucal han permitido crear productos de consumo masivo que pueden ser utilizados en casa para mejorar y mantener la salud bucal en estado óptimo, como los cepillos, el hilo dental y las pastas dentales con fluoruro. Con el advenimiento de innovaciones de avanzada en el campo de blanqueamiento dental, las personas ahora pueden cambiar el color de sus dientes manchados o amarillos.

¿Qué cuidados se necesitan para tener la mejor sonrisa posible?
Cepillarse los dientes mínimo dos veces al día, por dos minutos, con una pasta dental que contenga fluoruro para evitar caries. También usar hilo dental para eliminar el sarro y prevenir la acumulación de la placa dental, así como la inclusión de productos de blanqueamiento dental para una sonrisa sin manchas. Se debe usar enjuague bucal para complementar la acción del cepillado.

Sin olvidar, claro, la visita al dentista dos veces al año para una limpieza profunda.

¿Cuál es el enemigo número uno para una sonrisa perfecta?
No llevar un régimen de higiene bucal adecuado.

Las encías.
Un buen régimen de cuidado con un cepillo, pasta e hilo dental para prevenir la formación de la placa que afecta a las encías y revertir la gingivitis.

El aliento.
La clave principal es eliminar las bacterias que producen mal aliento. El uso de enjuague bucal y algunas pastas eliminan las bacterias que producen mal olor. Adicionalmente, hay pastas y enjuagues bucales diseñados con sabores cuyo aroma elimina el olor fuerte asociado a algunas comidas, de modo que su uso te da la confianza de acercarte para hablar.

La sonrisa es la punta del iceberg, ¿qué más podemos encontrar debajo de ella?
La confianza para tomar cualquier reto que se nos presente en la vida. Se ha encontrado que personas que exhiben sonrisas pueden resistir situaciones de estrés mucho mejor que las que no lo hacen.

¿En qué ayuda sonreír mucho?
Te puede ayudar a ser visto como una persona más aceptable tanto en situaciones personales como de trabajo. Se ha comprobado que meseros y camareras que sonríen a sus comensales reciben mejores propinas.

¿Qué ejercicios nos recomiendas para conectar con una actitud positiva que termine en sonrisa?
Recomiendo empezar y terminar una frase con una sonrisa. Comenzar el día con un pensamiento positivo que te haga sonreír espontáneamente. Yo, por lo general, pienso en mi sobrinito de un año. Tengo una foto de él que veo y me hace sonreír de inmediato.

¿Qué es para ti una mujer bella?
Para mí, una mujer es bella cuando ella misma se siente así. Eso lo notas en su manera de proyectarse, de acercarse a otros y, generalmente, también son las que más sonríen.

LA PERMANENCIA DEL PERFUME

"Una fragancia personal es un secreto íntimo compartido."

JENNIFER L. SCOTT, A
UTORA DE *LESSONS FROM MADAME CHIC*

Coco Chanel dijo que se ponía perfume en donde quería ser besada. Marilyn Monroe aseguró que sólo dormía con unas gotas de su perfume Chanel. Una fragancia puede encarnar una personalidad, evocar una experiencia, recordar un momento y troquelar un aroma como si fuera un sentimiento inmortal.

El olfato es el más primitivo de nuestros sentidos, probablemente porque es una gran alarma que nos permite sobrevivir ante peligros como el fuego, por ejemplo. Lo extraño es que es complicadísimo describir lo que olemos. Las referencias olfativas nos pueden llevar a personas, imágenes o situaciones, pero se nos dificulta explicarlas con palabras. No obstante, se clavan en nuestra memoria y desatan toda clase de sensaciones.

Lo que es hermoso en un perfume no es el olor que guarda en su botella ni el frasco divino que lo contiene, sino lo que despierta en ti y en los otros, lo que dice de ti cuando no hay luz ni nada que hablar y sólo se percibe tu olor.

El aroma de una persona nos puede atraer a un grado extremo o repeler con la misma fuerza. El perfume que le fascina a tu amiga puede provocarte náuseas. Algunos olores, como el de un bebé, pueden despertar ternura y ganas de abrazarlo, mientras el de la carne podrida podría hacerte sentir asco.

Pero el perfume también puede ser una manera de comunicarse. Al elegir un aroma, estás describiendo quién eres, lo que te gusta y la estela de recuerdo que deseas dejar a tu paso. No obstante, muchas veces, no podemos decir con palabras lo que sentimos ni usar nuestro guardarropa para expresar lo que somos, y lo mismo suele suceder con los aromas.

ELIGE TU FRAGANCIA

Escoger un perfume es algo tan íntimo y a la vez tan público que hay que tener varias cuestiones en mente. Lo primero es saber que ese aroma debe fundirse delicadamente con tu cuerpo y seguir siendo agradable para ti y para los demás. Piensa que vas a dormir con él, pero también estará presente cuando hagas ejercicio, al vacacionar o cuando estás en la oficina. Por eso, quizá vas a tener un aroma para diferentes ocasiones y actividades, de manera que puedas llevar el que represente tu humor, atuendo, puesto o, simplemente, las ganas que tienes de experimentar algo nuevo.

Algunas mujeres adoran oler su fragancia durante el día y otras, como yo, prefieren no sentirla, aunque para los otros siempre esté presente. Tú debes buscar que la tuya sea justo lo que necesitas y que te quede perfecta. No optes por la que le queda bien a tu compañera de trabajo ni la que tiene a una bellísima actriz como vocera. Escoge la que va con tu personalidad, forma de vida y estilo personal.

Cuando vayas en busca de tu perfume ideal, no comas nada fuerte ni lleves puesta ninguna fragancia. Trata de ir temprano por la mañana, antes de que se sature tu sentido del olfato. Evita probar todos los perfumes que te ofrecen; sólo huele aquéllos cuya descripción coincida con lo que estás buscando. Intenta oler máximo cuatro. Si alguno te llama la atención, pruébalo en un papel absorbente (los tienen en los mostradores donde venden perfumes) y, si piensas que tiene futuro, vierte unas gotitas en tu piel. Nunca lo frotes. ¿Te gusta? Resiste la tentación de comprarlo en ese momento, debes esperar a que la fragancia desdoble sus notas aromáticas y eso puede tardar. Pasadas unas horas, estarás lista para saber si ese perfume es el que deseas, pero, si tienes dudas, pide que te regalen una muestra y pruébala en tu piel después de bañarte.

TIPOS DE PERFUME

FLORALES: los abuelos de los perfumes eran aromas florales y no utilizaban combinaciones de múltiples elementos, por lo que podían parecer empalagosos. Hoy, sin embargo, podemos afirmar que una fragancia de esta familia se despliega como abanico de frescura con un corazón deliciosamente dulce y femenino. Este tipo de aromas suelen ser muy exitosos y fáciles de usar.

ORIENTALES: son aromas cálidos, misteriosos e incluso exóticos por la combinación de maderas con especias. Algunos perfumes en esta familia pueden ser pesados e intensos, unos más utilizan la combinación de otros olores para aligerar el aroma.

FRUTALES: como su nombre lo indica, estas fragancias tienen como nota central una fruta o una familia de ellas que, por lo general, son cítricos. Su aroma es fresco, ligero y burbujeante.

FOUGÈRE: esta palabra quiere decir helecho, pero en realidad no representa a esa planta, sino a la lavanda, musgo de roble y cumarina. Pero el aroma a hierbas se enriquece con cítricos, flores y hasta olores animales.

CHYPRE: éstos son perfumes que si tuviéramos que usar un color para describirlos sería el verde. Huelen a bosque otoñal, frecuentemente llevan musgo, sándalo y almizcle, que se mezclan con otros aromas para hacer fragancias robustas.

OZÓNICAS: la afortunada mezcla de aromas sintéticos crea olores tan ligeros como memorables. Estos perfumes fueron la última generación del siglo pasado y llegaron para quedarse por su exquisita y sutil personalidad.

PRESENTACIONES DE PERFUME

Hay distintas presentaciones en el mercado y cada una tiene sus características, que van desde composición hasta precios distintos.

PERFUME (PARFUM): contiene de 15 a 40% de aceite aromático puro. Ésta es la fórmula más concentrada, que huele por más tiempo y, por ende, es más costosa.

AGUA DE PERFUME (EAU DE PARFUM): contiene de 7 a 14% de aceite aromático puro. Es una fórmula más diluida, pero captura suficientemente el despliegue de notas y hace que se disfrute su olor por bastante tiempo.

AGUA DE COLONIA (EAU DE TOILETTE): esta fórmula contiene de 3 a 10% de aceite aromático puro. Es más ligera que las dos anteriores y dura menos su olor en la piel.

AGUA FRESCA (EAU FRAÎCHE): contiene de 3 a 7% de aceite aromático puro. Es la fórmula más ligera, económica y efímera de todas.

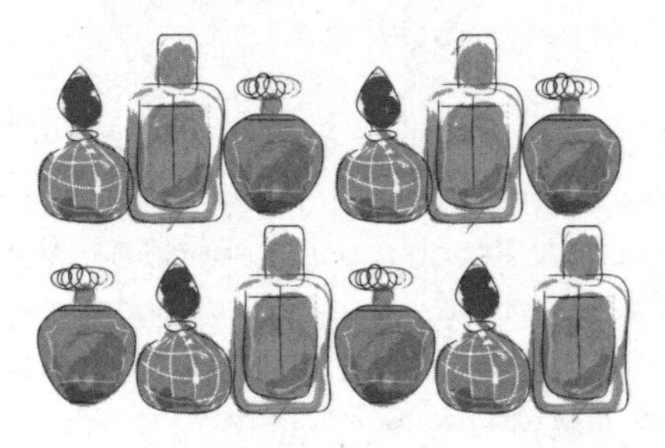

ROMPE LAS REGLAS

- **Ponte perfume antes de ir a dormir, como Marilyn.**
- **Busca nuevos rincones de tu cuerpo para ser besada, como Coco Chanel.**
- **Usa la fragancia de tu pareja, que sea de hombre no significa que no te guste cómo huele en tu piel.**
- **Mezcla varias fragancias.**
- **Aromatiza tu ropa colocando el jabón de tu perfume en tus cajones. Si no hay jabón, baña un algodón con tu fragancia y ponlo entre tu ropa.**

PARA OLERTE MEJOR

No es necesario ni deseable que te bañes en perfume para oler rico. Si bien es cierto que algunas fragancias son protagonistas y se anuncian a kilómetros de distancia, lo elegante (y correcto) es usar una cantidad moderada de perfume. Sin embargo, se puede capitalizar lo que vas a ponerte si usas los puntos precisos: cuello, muñeca y corvas, pues por su calor harán que el aroma se aprecie más.

Una manera infalible de sentirte perfumada todo el día es usar todos los productos que se han desarrollado con el mismo aroma: crema, gel de ducha, sales de baño, desodorante, etcétera. Úsalos todos y verás que hasta tu ropa se impregna de tu esencia.

La fragancia o la crema perfumada puede usarse justo al salir de la ducha, cuando el cuerpo está ligeramente húmedo para prolongar su efecto. También puedes mojar un algodón con tu aroma preferido y llevarlo escondido dentro de tu brasier. El perfume está hecho para llevarlo en la piel, por lo que ponerlo en la ropa no es tan efectivo. Además, la química de tu propia piel le dará un toque particular a la fragancia. Sin embargo, si ponerte perfume te irrita, usa un poco en el pelo (con cuidado de no excederte porque tiene alcohol) y por encima de tu lencería.

CONSERVA SU VIDA

El jugo, como se le llama al líquido que se encuentra dentro de la botella de perfume, está vivo y, por lo tanto, debes cuidarlo para que continúe así.

- Mantén el perfume en su caja original.
- No lo expongas a la luz o al calor.
- Nunca lo muevas innecesariamente.
- Después de unos años, el aroma original se modifica y puede llegar a oler mal.

LA LLAVE DEL ÉXITO

La industria del perfume es multimillonaria y gran parte del éxito de las fragancias consiste en que las personas que no pueden comprar prendas, accesorios o joyería de diseñador se sienten complacidas al poder llevar puesto un perfume con su nombre.

EL CUERPO QUE HABITAS

Tu cuerpo es un templo. Es el lugar en el que te tocó vivir, desde donde operas, con lo que te muestras a los demás, y de ti depende cómo lo presentas, el alimento que le das, su cuidado y las posibilidades que tiene para ser y sentirse mejor.

Es esencial que toda mujer se reconcilie con su cuerpo. No importan la talla ni el color de piel, si tiene forma de pera o de óvalo, si es largo o menudo. Es tu cuerpo, único, especial, lleno de posibilidades y disposición para recibir tus cuidados y mimos.

Aceptar y sacar provecho de tus curvas, por ejemplo, hará que tengas más seguridad en tu vida y una mayor autoestima. Pero lograr esto requiere dejar de medirse con las otras mujeres, reales o de película, que nos parecen inalcanzables. Tú eres la que está frente al espejo y nadie más debe interponerse entre tu aceptación y tu satisfacción, tu realidad y tu felicidad.

El primer paso para aceptar y amar tu cuerpo es respetarlo. Es decir, sentir que es digno de tus cuidados, que no se merece maltratos ni críticas y que es el lugar en el que habitas y, por lo tanto, debe ser la morada perfecta para llevarte hasta el final de tus días. Tu cuerpo necesita una buena alimentación e hidratación, ejercicio suficiente y una buena dosis de descanso.

El estrés suele ser su gran enemigo, pero hay que encontrar maneras de combatirlo mediante masajes, tratamientos y pasatiempos para que tu cuerpo se relaje y esté en sintonía con lo que te hace sentir tranquila y plena.

Tómate el tiempo y la dedicación para darle a tu cuerpo lo que necesita, para aprender a escucharlo y responder a sus peticiones. Deja que sea una muestra de tu cuidado, tu estilo y tu seguridad personal. Pero, especialmente, permite que se convierta en tu orgullo.

HAZ LAS PACES CON LA COMIDA

"Aunque algunas comenzamos la vida usando la comida para sentirnos mejor, otras no descubrieron hasta la niñez o adolescencia que la comida era el elíxir perfecto para el dolor emocional".

KAREN R. KOENIG, AUTORA DE
LAS CHICAS BUENAS TERMINAN GORDAS

Dos cosas aprendí con el pediatra de mi hijo: la primera tiene que ver con la manera en que empezamos a comer. Cuando eres bebé y lo único que has probado es la leche materna o la fórmula, sólo conoces la textura cremosa y el sabor dulce de la leche. Así que resulta esencial que cuando se presenten al bebé los alimentos sólidos comiencen con las verduras. ¿Por qué? Porque te vas acostumbrando a sabores diferentes, no del todo dulces, y empiezas a recibir el tipo de alimento que sostendrá la balanza nutricional a tu favor. Si, en cambio, lo primero que te dieran fuera, como antes se hacía, un plátano o un mango, el paladar se acostumbraría a los sabores dulces y no habría manera de que aceptarás después la espinaca, por ejemplo.

A estas alturas de nuestra vida ya no podemos reclamar al pediatra que nos tuvo a su cargo o a mamá por no habernos iniciado a tiempo en el placer de comer verduras, pero estará en nosotros encontrarles el gusto y llenar el plato de esa fuente de vitaminas y fibra que tanto bien le hace al cuerpo.

La segunda enseñanza fue la de no castigar o premiar con comida. No sé a ti, pero a mí me ofrecían una paleta si estaba triste o si me había lastimado al caerme de la bicicleta, por ejemplo. También me llovieron amenazas de quitarme el postre si no estudiaba o no me portaba bien. Ese helado que te prometen para que hagas lo que te solicitan, el placer tan grande de comerlo a escondidas si estás castigada o la carencia que sientes al ser privada de ese gusto por no responder a lo que te piden son algunos de los culpables de tu relación emocional con la comida. Una dinámica de castigos y premios que tienen a tu cuerpo como un yoyo subiendo y bajando de peso al ritmo desigual de tu ánimo. Con ese patrón, que te indica que la comida es un premio o un consuelo, es evidente que vas a repetir la dinámica, aunque se trate de situaciones adversas, como un rompimiento de pareja o un regaño en la oficina. También cuando te sientes sola, triste o confundida puedes pensar en el helado, las papas fritas o incluso el alcohol para calmarte y sentirte contenida. Es lo que en inglés denominan *comfort food* (comida que conforta), justamente porque te da la sensación de consentirte por medio de la comida y lo mismo sucede con las bebidas dulces o alcohólicas.

Es importante hacer consciente este proceso interno y expulsar el método de premios y castigos de nuestro sistema. Como toda costumbre, no siempre es fácil, pero cuando esas decisiones las filtras a través de tu cabeza será claro que la comida o la bebida puede ser un premio para un niño, pero esas calorías se convierten en kilos que muestran algo que en el fondo parece más un autocastigo.

COMER CON MIEDO

Cuando me preguntan cómo es que no subo de peso si no me privo de nada al comer, contesto que he aprendido a escuchar a mi cuerpo.

Aparentemente, el cuerpo sólo quiere carbohidratos y azúcares. Nunca parece pedirnos brócoli o alcachofas. Pero si, en lugar de comer lo que primero nos viene a la mente, que en general son antojos llenos de calorías, nos adentramos en lo que verdaderamente necesita el cuerpo, terminaremos optando por muchos alimentos nutritivos.

El cuerpo realmente quiere un balance y en esto reside el secreto. Si cenaste pizza, el organismo va a necesitar fibra y vitaminas provenientes de las verduras y frutas. Así que, si lo escuchas con atención, vas a saber que debes compensarlo con alimentos frescos y nutritivos. ¿Comiste una hamburguesa, papas fritas y una deliciosa malteada de chocolate? No hay problema. En las siguientes comidas vas a darle a tu cuerpo proteína sin grasa, frutas y verduras. Si amas el postre, como yo, entonces procura que lo que lo anteceda sea saludable y come tu tiramisú sin ningún remordimiento.

ESA ODIOSA CULPA

Este sentimiento es corrosivo y dañino. Por un lado, te arruina el placer al darte un gusto por comer una delicia y, por el otro, te produce tanto estrés que te hace almacenar la grasa en el cuerpo.

Comer con culpa es un mal hábito que te hará infeliz y aumentará tu peso. Esto sucede porque estar preocupada cuando comes produce estrés y éste, a su vez, libera una hormona llamada cortisol que incrementa el azúcar de la sangre.

Por eso, si has decidido comerte una rebanada de pan, por ejemplo, hazlo sin pensar en lo que engorda. Concéntrate mejor en el gozo que te causan su textura, olor y sabor. Si se asoma la sombra de la culpa, despéjala pensando en que más tarde compensarás a tu cuerpo con una deliciosa ensalada.

DATE EL PLACER

Recuerdo que en una clase de cata de vino el primer ejercicio consistía en despertar los sentidos. Así que nos taparon los ojos y nos dieron cosas para sentir, oler, tocar y probar. Para finalizar, nos pasaron un chocolate envuelto en papel metálico. Nos pidieron que lo abriéramos sintiendo la forma del chocolate y la textura del papel, así como el sonido que éste hacía al desenvolverlo. Después teníamos que capturar ese delicioso olor que expide un buen chocolate. Por último, nos metimos el chocolate a la boca y sentimos la experiencia, como si fuera en cámara lenta, de cómo se fundía entre el calor de nuestro paladar y lengua en un acontecimiento armónico de sensaciones olores, texturas y sabores.

Si nos esforzáramos por realizar una pausa y echáramos a andar todos nuestros sentidos cuando comemos, no sólo disfrutaríamos más los alimentos, sino que también conseguiríamos nutrirnos más lentamente (lo cual ayuda a que se mande, desde el cerebro, la señal de estar satisfechos más pronto) y alejaríamos el estrés que puede representar el hecho de comer de modo placentero.

Tomar tus alimentos en el escritorio, en un auto, mientras caminas hacia el metro o frente al televisor suele ser un hábito pésimo que te hará comer mucho, más rápido, nada nutritivo y sin ningún placer.

Si, aunado a comer con los cinco sentidos, te sientas a hacerlo en un sitio agradable, con los alimentos bien presentados, sin prisa ni más distracción que una conversación agradable, seguramente cambiarás por completo la experiencia de comer y, lo mejor de todo, comenzarás a bajar de peso.

ENEMIGOS A LA VISTA

La ansiedad suele ser uno de los motivos por los que la gente come de más. Según los autores del libro *Obesidad emocional*, Diana Andere Portas y Enrique Sánchez Lores, beber la leche materna fue el primer remanso de paz que tuvimos después del shock de nacer. Estar en los brazos de mamá alimentándonos, "fueron los primeros elementos que nos hicieron sentir seguros, a salvo". Eso, a juicio de los autores, produce que en cualquier momento de nerviosismo, tristeza o desazón busquemos una tregua mediante la comida.

Karen R. Koenig, en su libro *Las chicas buenas terminan gordas. Ponte en primer lugar y cambia tu manera de comer para siempre*, va aún más lejos al afirmar que la mayoría de la gente se siente vulnerable al quedarse sola o sin algo que hacer porque "es cuando empiezas a experimentar tus verdaderos sentimientos: confusión, enojo, soledad, depresión y angustia". Por esto, añade, recurre a comer en busca de consuelo. La otra razón por la cual una mujer frecuentemente come en exceso es porque dedica su vida a cuidar a los demás y la única manera que tiene de compensar su autodescuido es premiándose con comida. Así, asegura, hay que dejar de ser abnegadas y buenas para concentrarnos en nuestro bienestar y felicidad. Según esta experta en nutrición, hay cinco maneras para tener hábitos alimenticios sanos:

- **Come cuando sientas hambre.**
- **Elige opciones de comida que te satisfagan.**
- **Come conscientemente.**
- **Disfruta la comida.**
- **Deja de comer cuando te sientas satisfecha.**

LA HORA ES IMPORTANTE

"Desayuna como un rey, come (almuerza) como un príncipe y cena como un mendigo" es un dicho que habla justamente de lo importante que es hacer del desayuno tu mejor alimento, aprovechar que al mediodía todavía hay mucha energía que gastar por lo que puedes llenar tu plato de proteínas, verduras, leguminosas, cereales, etcétera. Por último, en la noche, cuando el cuerpo se dispone a descansar y no hay mayor desgaste, debes elegir un menú ligero, fácil de digerir y, de preferencia, sin muchas calorías porque en el sueño la digestión es lenta y puedes absorber más reservas de las que necesitas.

LA CLAVE

No se trata de pasar hambre ni de privarse, sino de comer cuando sientes hambre y, principalmente, no comer cuando no la sientes. Basta de pensar que las donas son tan ricas que vas a comer otra más. Si ya comiste una, fantástico, pero ahí es donde hay que parar y pensar: "Ya me di mi gusto, lo demás está de sobra". Tampoco te atraques porque no hay alfajores en tu país y quieres aprovechar que los tienes frente a ti, si viajas a Argentina, por ejemplo. Mejor date el gusto de comer uno en cámara lenta, con los cinco sentidos y dile un hasta luego a los demás porque ahí estarán esperándote cuando vuelvas a ese lugar.

CAMBIO DE LOOK, CAMBIO DE VIDA

La leyenda dice que la famosísima cantante María Callas tenía tanto sobrepeso que uno de sus críticos escribió que no podía distinguir entre el elefante y la soprano durante la función de la ópera *Aída*. Al leer esa cruel reseña, continúa el mito, ella se juró adelgazar y demostrarles a todos que su prodigiosa voz podía ir acompañada por una mujer digna de representar a cualquier heroína. Pero el cuento siguió, creciendo como bola de nieve, al afirmar que el método de Callas para bajar 36 kilos sin jamás volverlos a subir consistió en tragarse una solitaria.

Revelaciones posteriores, sin embargo, atribuyen esa pérdida drástica de peso a que fue tratada por un problema en sus niveles de serotonina que afectaban su agresividad, sexualidad y apetito. Pero esta celebridad siempre declaró que su dieta a base de proteínas y vegetales fue la única responsable de que pudiera obtener una figura esbelta que mantuvo por más de 20 años.

La Callas era de esas mujeres que recordaba, con amargura, que su madre siempre había resaltado lo bella y delgada que era su hermana, haciendo que la cantante pensara que era fea, gorda y poco querida. Sin embargo, una vez superado el problema de peso, la diva, que no podía catalogarse como bonita, pulió su imagen, adquirió un estilo exquisito y logró quedar en la memoria universal como una de las mujeres más talentosas y guapas que han existido. Una vez más, ¿alguien ha visto la foto de su hermana? ¡No!

LAS MAMÁS QUE NO DESPERDICIAN

Muchas mujeres tienen problemas para bajar de peso después de dar a luz a su bebé. Sin embargo, algunas veces esos kilos se estancan misteriosamente cuando el infante empieza a comer alimentos sólidos. Hace poco, una amiga me hizo una gran revelación al respecto. "Me como todo lo que deja mi hija —dijo—. Lo hago por no desperdiciar y acabo tratando mi cuerpo como un bote de basura". ¡Exacto! ¿Por qué los papás no se comen el resto del hot dog que dejó su pequeño? ¿Cuál es la razón por la que la mamá siente que los restos de alimentos no pueden depositarse en el cesto de basura orgánica en lugar de engullirlos como si fuera su obligación? Es una tarea que nadie le ha solicitado, que no la hará mejor ciudadana ni una madre ejemplar. No obstante, ese hábito luego la mantendrá lejos de la mujer atractiva y segura que era porque para su nueva vida, ser mamá, es una prioridad, mientras que ser la amante de su pareja pasa a un segundo término.

Pues a esas mujeres, que son las aspiradoras de desperdicios de sus niños, les tenemos una noticia: es hora de acabar con esa pésima costumbre. Basta de sacrificarse por nada. Mejor tiren esa comida (o alimenten a sus mascotas con ella) y cuiden su cuerpo porque en él van a vivir el resto de sus días. De pies a cabeza, hagan de ese templo una prioridad en su nuevo rol de madres. Después de todo, se trata de estar sana para ver crecer y madurar a los hijos.

PLATILLOS CON COLOR

Si lo visual es lindo y esto además implica que es saludable, entonces es un círculo virtuoso. Dale muchos colores a tus platillos utilizando verduras variadas. Una rebanada de tomate, aguacate o pimiento siempre serán un adorno comestible delicioso.

LAS GRANDES TRAMPAS

- Creer que un jugo de fruta no engorda por ser natural. La fruta tiene gran cantidad de calorías y un jugo lleva varias frutas. Así que te vendrá mejor comerte una naranja que tomarte un vaso con el jugo de cuatro naranjas: obtendrás fibra, te refrescarás y saciarás el antojo de ingerir algo dulce.
- Un café al día no me perjudica. Si tomas un café con leche y azúcar, ya no digamos caramelo o crema batida, esa bebida puede afectar tu peso más de lo que te imaginas. Eso sin contar lo que merma tu presupuesto comprarte un café diariamente; haz la cuenta.
- Si voy a tomar vino, da igual que sea blanco o tinto. ¡Incorrecto! El vino blanco tiene el doble de calorías que el tinto, pero al menos no va acompañado de un refresco o un jugo, que son aún menos indicados cuando estás tratando de perder peso. Elijas lo que elijas, trata siempre de beber un vaso de agua por cada copa que tomes.

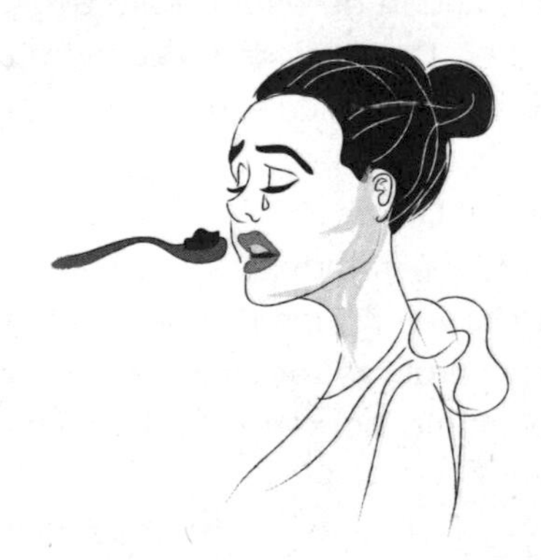

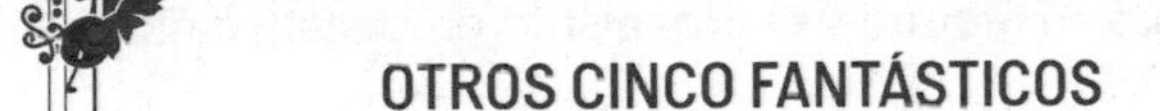

OTROS CINCO FANTÁSTICOS

Tómatelo y cómetelo con calma. Dentro del placer visual está poner una mesa linda, presentar tus platillos de manera atractiva y darles mucho colorido a tus alimentos. Escucha con atención el sonido crujiente de una lechuga, distingue los diferentes olores de tu menú, siente lo dura que puede ser la zanahoria cruda y lo suave y cremosa que es la mantequilla. Aprecia lo frío de un vaso con hielo, el calor de la sopa, la textura del mantel, la firmeza de los cubiertos. Pero, principalmente, no te pierdas del sabor que tiene reservada para ti esa deliciosa comida que has preparado.

VE, HUELE, ESCUCHA, TOCA, SABOREA.

EL ENGAÑO DE RESTRINGIRSE

Muchas dietas están basadas en la restricción. Algunas prohíben los carbohidratos; otras, los embutidos, las carnes rojas. En fin, que se trata de eliminar unos alimentos y procurar comer otros. Se cuenta, incluso, con muchos libros a la venta que sirven de guías a miles de personas para poder perder peso.

Hay más de un problema en esta solución. El primero es que no está basada en los hábitos, preferencias y necesidades de cada persona. El segundo es que con la restricción viene una resistencia natural a seguir la dieta de manera indeterminada. El tercero, pero no menos importante, consiste en que el cuerpo requiere balance, por lo que hacer un régimen basado sólo en proteínas, por ejemplo, hará que llegue el momento en que cobrará su factura y el organismo empezará a mostrar deficiencias.

Desde hace décadas están de moda los libros que hablan de las francesas. Uno de los primeros y de los más famosos es *French Women Don't Get Fat* (Las mujeres francesas no engordan), de Mirelle Guiliano, cuya premisa repiten los subsecuentes títulos que han sido publicados: las francesas comen de todo, pero balanceadamente y en proporciones menores que los americanos (del continente americano, quiero decir). Disfrutan la comida sin la necesidad de evitar comer postre o quesos. ¡Ah!, y tampoco son de comer *snacks* sentadas frente al televisor. Además, suelen caminar antes que ir a todos lados en auto y prefieren subir escaleras que tomar el elevador.

Scott asegura que parte del sobrepeso que aqueja a tantas personas en nuestro continente se debe a los *snacks*, pues muchas los comen por aburrimiento, ansiedad o costumbre. La clave para evitarlos, según la autora, está en comer alimentos reales en lugar de procesados o artificiales. "'No te prives' significa muchas cosas", confirma la autora del libro *Lessons from Madame Chic*. "No te prives de comida con mucho sabor, no te prives de postres y dulces y no te prives de la experiencia de comer bien para disfrutar totalmente y nutrir no sólo tu cuerpo, sino también tu alma."

Todo está en tener una actitud positiva respecto de la comida. Saber que te da placer y que ese gozo consiste en explorar colores, texturas y nutrientes. ¿Cómo puede seguirse una dieta de por vida? ¿Cómo vivir sin ese helado que tanto te fascina? ¿De verdad es saludable restringirte de lo que te gusta para que cuando rompas la dieta no sólo subas lo que bajaste, sino hasta un poco más? Las respuestas están en tu cuerpo. Si sientes que no tienes afinado el oído para escucharlas, lo mejor que puedes hacer es visitar a un nutriólogo. Si éste es bueno, sabrá enseñarte a conocer tus necesidades, a cortar algunos hábitos que están ahí por costumbre o desidia y encontrar los alimentos que tu cuerpo parece atesorar en las caderas, abdomen, piernas y brazos para que sepas cuidarte de ellos, sin eliminarlos.

Come tranquila, come contenta, come con hambre y come también para nutrirte. Esto hará la diferencia.

EVITA

- Comer alimentos de un solo color; la variedad representa balance.
- Limitarte con lo que te gusta; es mejor hacerlo con la cantidad.
- Castigarte o premiarte; nutrirte es consentirte.
- Caer en la culpa; aprende a disfrutar el momento.
- Autoimponerte un régimen alimenticio; mejor consulta a un nutriólogo o a un médico al respecto.
- Esclavizarte con las dietas; nutre tu cuerpo en libertad.
- Seguir las dietas de moda; opta por lo tradicional: un equilibrio nutricional.
- Comer por ansiedad; hazlo por hambre.
- Quitarte todos los permisos; date un gusto sin exagerar en la porción que te vas a comer.

LOS EXTREMOS

Ahí están las personas que, como péndulos, se mueven entre comer compulsivamente y las que prácticamente se suicidan eliminando la comida de sus vidas. Pero entre estos casos drásticos vamos a encontrarnos con métodos para bajar de peso que no pueden ni siquiera pasar por ser dietas.

He visto perder kilos a compañeras que hacen la "dieta" de una celebridad y también he escuchado las diferentes versiones de ésta, que es una mezcla de líquidos que se toman por varios días. De la misma manera, he sido testigo cuando mis compañeras de trabajo se someten a un programa de desintoxicación con base en jugos de frutas y verduras. Nada de esto me parece correcto, efectivo ni natural.

Anular comidas, la cena, por ejemplo, crea una alerta en tu organismo que hará que en la siguiente oportunidad (es decir, el desayuno) almacene reservas de más, por si vuelves a castigarlo. Eso significa que si bien bajas de peso por tomar sólo líquidos, los vas a recuperar con unos gramos extras, si no es que kilos, cuando decidas regresar a tu dieta normal. Si lo que realmente pretendes es desintoxicarte, ¿por qué no comer todas esas verduras y frutas que contiene cada jugo? Masticar es una función que puede darte mucho placer cuando te gustan los alimentos, prolonga la experiencia de comer y, eventualmente, te ayudará a sentirte llena más pronto. Es probable que no te puedas comer todo lo que viene en un jugo. Pero al comerte lo que tu organismo acepte, estarás logrando el mismo efecto con mayor disfrute. No obstante, te recomendaría que lo hicieras siempre bajo la supervisión de un médico especialista en nutrición.

Amil López Viéitez: delgada, saludable y feliz

Esta doctora en Farmacia cuenta con una especialidad en Nutrición y Promoción de Salud. Su experiencia clínica y varios años de investigación han hecho que el tema de la alimentación sana sea el punto focal de la carrera de esta española, autora de libros como *Activa tu metabolismo con la dieta coherente* y *Adelgaza con la dieta coherente*, entre otros, y de su blog Dietacoherente.com. Sus cursos, conferencias, programas de radio y publicaciones están dirigidos a mostrar la mejor manera de alimentarse sanamente, con metas reales para bajar de peso.

¿Cómo se puede perder peso sin forzar al cuerpo a sostener una dieta estricta?

Lo más importante es seguir una alimentación variada y equilibrada, basada en productos de temporada bien combinados para disfrutar sin prescindir de ningún alimento. Para perder peso es más efectivo activar el metabolismo que reducir las calorías de una dieta, y el ejercicio es un aliado para equilibrar el balance energético del metabolismo. Si consumes más calorías puedes compensarlo con 20 minutos de actividad aeróbica al día (caminar, nadar, bailar o gym) y 10 minutos de tonificación muscular para reactivar el metabolismo. La combinación estratégica de alimentos asociada a la tonificación muscular concentrada tiene muchos beneficios, pues no prohíbe ningún alimento y puedes seguir con tu vida social.

¿Cuánto peso se debe perder en un periodo determinado sin poner en riesgo tu cuerpo?

No es recomendable perder más de uno a dos kilogramos por semana (500 gramos de grasa) porque no sería una pérdida sana. Sin embargo, esto depende también del sobrepeso inicial, además de que durante el primer mes se puede producir una pérdida superior por la disminución del agua retenida en los tejidos. Las dietas milagrosas se basan en pérdida de agua y de músculo, hacen que tu cuerpo se "canibalice" para obtener la energía: por una parte es como apretar una esponja que al caer al agua vuelve a absorberla con más facilidad. La pérdida de masa muscular hace que cada vez te cueste más adelgazar, es el temido "efecto yoyo" o "efecto rebote" de las dietas desequilibradas, pues, cuando las abandonas, recuperas todo el peso perdido y algunos kilogramos más que costará mucho perder.

¿Cómo adquirir nuevos hábitos de alimentación y ejercicio sin perder el placer de viajar, comer fuera o salir de fiesta?
Seguir un ritmo de comidas saludables entre semana y así nos queda el fin de semana o los viajes para ser menos estrictos y permitirnos platos más calóricos. Un estilo de vida activo también posibilita más permisividad con la dieta al equilibrar el balance de calorías ingeridas y gastadas.

Cuando se ha perdido peso, ¿qué sugieres para el mantenimiento?
Realizar cinco comidas. En cada comida debe haber proteína, hidratos de carbono de baja carga glucémica y grasas favorables (aceite de oliva, nueces o aguacate, por ejemplo). Estar activo y evitar el estrés crónico con técnicas de relajación o actividades desestresantes, como ver a un amigo, leer, escuchar música, etcétera, pues hay una relación directa del estrés y la ansiedad con el aumento de la inflamación y la tendencia al sobrepeso.

¿Por qué algunas personas recuperan su peso original y suben incluso más después de romper la dieta?
Al ingerir menos calorías, el cuerpo recurre a sus reservas de glucógeno hepático y muscular, convirtiéndolas en glucosa y energía.

Como el glucógeno está en base acuosa, se produce una importante pérdida de líquidos. Si se adelgaza con una dieta desequilibrada, se reducirá peso a expensas de líquidos y no de la grasa corporal. El metabolismo, que es una máquina de supervivencia, se adaptará al menor suministro de calorías y obtendrá energía más eficientemente a partir de cualquier alimento o bebida, lo que facilita el rebote de peso y una mayor retención de líquidos que supone más volumen.

¿Qué le sugerirías a una persona que come balanceadamente y con moderación, pero que tiene problemas para mantener su peso correcto?
Añade algo de picante, jengibre, canela a la comida para estimular tu metabolismo por su efecto termogénico (lo activan hasta en 20%). Lleva a cabo un programa de entrenamiento para activarlo. Completa una rutina de estiramientos para estimular tu flexibilidad y calidad de vida.

¿Qué le recomendarías a una persona que quiere perder peso poco a poco y que desea ponerse en forma haciendo ejercicio paulatinamente?
Que se ponga en manos de un profesional de la salud para que adapte sus menús y rutinas de ejercicio a sus gustos, horarios y forma física. De este modo se hace mucho más sencillo incorporar nuevos hábitos que se puedan mantener en el tiempo.

¿Qué tipo de régimen sugieres para alguien que nunca ha hecho dieta?
Que no haya hecho dieta más que una desventaja, es una ventaja, pues el hecho de haber realizado dietas previamente hace un poco más difícil activar el metabolismo y bajar de peso rápido. Por ello, estas personas responden de modo fenomenal desde el comienzo de la dieta, bajando hasta dos kilogramos por semana,

dependiendo del peso inicial. Lo más importante es que adquieran nuevas estrategias y recursos de combinación de alimentos, ajuste de raciones, recetas de cocina sencillas para que incorporen estos nuevos hábitos a su vida diaria.

¿Qué otras causas hay detrás de una persona con sobrepeso?
Otro factor a tener muy en cuenta es la glándula tiroides, situada en la base de la garganta. Ella es la directora de nuestra orquesta metabólica, pues marca el ritmo del catabolismo, es decir, la transformación de nutrientes en energía. Cuando la tiroides se vuelve lenta (hipotiroidismo), aumenta el almacenamiento de glucógeno, lo que hace más difícil adelgazar. Los síntomas asociados son cansancio, hipersensibilidad, aumento de peso y ojos hundidos. Es también necesario comentar la influencia de las intolerancias alimentarias en el sobrepeso, pues los inmunocomplejos formados se comportan como toxinas que el cuerpo ha de diluir, aumentando la retención de líquidos.

¿Qué hacemos en nuestra vida diaria que nos hace subir de peso?
No desayunar, saltarnos alimentos, lo que luego nos hace comer compulsivamente, el sedentarismo y el estrés crónico. También es muy importante reflexionar sobre el abuso de estresores nutricionales (azúcar, edulcorantes, café, té, refrescos de cola, mate, alcohol) y de calorías vacías (cereales refinados, jarabe de maíz alto en fructosa), salsas, grasas (panadería industrial, comida rápida, helados, alimentos precocinados, etcétera), refrescos, jugos y aceites refinados.

REDUCE EL ALCOHOL

Si las francesas y su agraciado cuerpo están de moda y ellas beben frecuentemente vino, ¿cuál podría ser la razón para que nosotras nos abstengamos? Ninguna. Una copa de vino es un gran acompañante para comer, pero eso no significa terminarse la botella y abrir una segunda o mezclar con otras bebidas llenas de azúcar, como son los refrescos, jugos y algunas bebidas con mayor grado de alcohol.

Si vas a beber, procura que sea mesuradamente. Prefiere el vino tinto porque el blanco tiene muchas más calorías. Usa agua con gas o natural como mezclador en lugar de sodas, cremas de coco, etcétera. Evita los digestivos que están cargados de azúcar.

Las bebidas alcohólicas deshidratan, lo cual no es bueno para el funcionamiento de tu cuerpo ni para la textura de tu piel y menos para tu salud. Por eso, cuando bebas una copa de vino o licor, siempre acompáñala con un vaso de agua.

HACER DIETA

Por alguna razón, imponerse un régimen alimenticio es la decisión más importante para unas mujeres, mientras que para otras significa casi un juego. "El lunes empiezo la dieta", "El 1 de enero seré diferente", "Hoy hice trampa, pero mañana vuelvo a portarme bien" y frases por el estilo suelen plagar la mente y la alimentación de muchas personas.

La verdad es que hacer dieta requiere de un compromiso absoluto, sin licencias, vacaciones o pequeñas modificaciones para adaptar la alimentación a lo que quieres o puedes comer. Por eso, hay que encontrar una que sea viable y realista para ti, que no suponga bajar muchos kilos en poco tiempo (porque no es lo recomendable para ningún organismo) ni se base sólo en un grupo de alimentos y omita otros importantes para nutrir tu cuerpo.

Lo ideal es que tengas supervisión médica y que pienses en cambiar tus hábitos alimenticios en lugar de vivir algunos meses en la restricción total porque al final de tanta disciplina querrás comer lo que te gusta y acabarás subiendo los mismos o más kilos que habías perdido. Piensa que estar a dieta requiere de hacer un compromiso contigo misma, por tu salud y tu autoestima. Eso te debe hacer sentir orgullosa (en lugar de avergonzada), así que cuando llegues a comer con tus amigos y ordenes algo muy saludable, omitas pedir una bebida alcohólica y te brinques el postre, asegúrate de presumir que estás a dieta, con la actitud de: "Estoy haciendo algo importante para mí porque me quiero" y no caigas en la tentación de compartir el merengue o la botella de vino sólo por quedar bien con alguien.

Si, definitivamente, te hace sentir incómoda confesar que estás en régimen, siempre queda la posibilidad de usar una mentira piadosa haciendo responsable de tu menú a un "malestar estomacal".

Steve Sidebold, autor de *Fat Loser! Mental Toughness Training for Dieters* (¡Perdedor de grasa! Entrenamiento duro para los que hacen dieta), considera que una parte importante para poder hacer una dieta con todo compromiso es ser brutalmente honesta contigo misma. "Cuando quieres ser mejor en algo, vete a través de los ojos de la realidad objetiva y no permitas que la emoción empañe tu juicio", afirma el exatleta, quien después de dejar el ejercicio subió 20 kilos y tuvo que encontrar una manera saludable para perderlos. "Mírate bien al espejo y deja de estarte mintiendo. Si vas a ganar esta batalla, tienes que identificar al enemigo, y el enemigo eres tú."

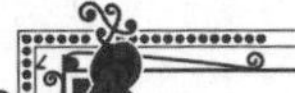

VIVIR CON CURVAS

Si bien es cierto que el sobrepeso tiene graves consecuencias en la salud, también lo es que para estar en buena forma no se requiere ser talla dos. Cuidar tu alimentación es recomendable, pero hay que aceptar que algunos cuerpos conservan sus hermosas curvas, y eso es estupendo.

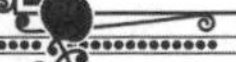

EL SECRETO A VOCES

El desayuno es una prioridad para mantener saludable tu organismo, pues proporciona los nutrientes y la energía para comenzar la jornada. Los alimentos que elijas para desayunar van a nutrir tu cerebro y tu cuerpo, ¿por qué no elegir lo mejor?

Las ventajas de un buen desayuno:

- Los alimentos ricos en fibra ayudarán a que no sientas la necesidad de comer.
- Si no desayunas, terminarás comiendo en el trabajo, en la escuela o en el camino algo menos nutritivo y, probablemente, más engordador.
- Al hacer del desayuno un buen hábito alimenticio vas a regular tu peso y tu sensación de hambre.
- Comer fruta (rica en vitaminas y fibra) es mejor que tomarla en jugo. Un vaso pequeño de jugo tiene cuatro naranjas; si te comes una sola quedarás satisfecha.

- Si haces de esta comida un buen balance de nutrientes empezarás con el pie derecho, con lo que podrás sentirte orgullosa y menos culpable si comes un postre o te bebes una copa de vino.
- Ojo: el café, té o jugo no cuentan como uno de los vasos de agua que debes tomar durante el día.

Yo me tomo una taza de agua caliente, antes del desayuno, todas las mañanas. Con esto no sólo limpio mi organismo, sino que también tengo un vaso menos de agua de que preocuparme durante el resto del día.

CONSIENTE TU CUERPO

Hay muchas otras maneras, además de la nutrición y el ejercicio, para cuidar y darle gusto a tu cuerpo. Una vez entrevisté a Jennifer Lopez sobre la manera en que se preparaba físicamente para desfilar en una alfombra roja. "Exfolio todo mi cuerpo y después lo humecto —dijo—, para que la piel quede lustrosa y pueda lucir la espalda o los brazos." Tú también date el placer de hacer de la ducha un ritual de belleza y gozo:

- Usa un gel de baño que huela delicioso.
- Exfolia tu piel una vez a la semana.
- Salpica perfume en tu cuerpo húmedo.
- Aplícate una crema hidratante todos los días.
- Utiliza una crema especial para tus pies, codos, rodillas y manos.

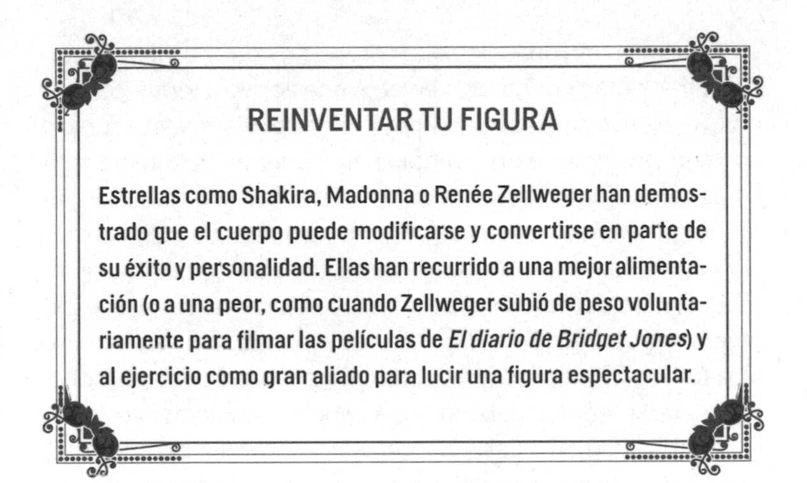

REINVENTAR TU FIGURA

Estrellas como Shakira, Madonna o Renée Zellweger han demostrado que el cuerpo puede modificarse y convertirse en parte de su éxito y personalidad. Ellas han recurrido a una mejor alimentación (o a una peor, como cuando Zellweger subió de peso voluntariamente para filmar las películas de *El diario de Bridget Jones*) y al ejercicio como gran aliado para lucir una figura espectacular.

TU AMIGO, EL EJERCICIO

El ser humano, en su origen, tenía que hacer una cantidad considerable de ejercicio para cazar, conseguir agua, buscar plantas comestibles o mudarse de lugar para vivir en un clima más benigno. Pero ahora, con autos, aviones, agua que sale de la llave o comida dispuesta para ser elegida en un supermercado, nada de eso se practica. El problema es que con las comodidades llegó también un exceso de comida y muy poca oportunidad para hacer ejercicio, lo que ha provocado que muchas personas tengan sobrepeso o carezcan de hábitos en los que se requiera realizar actividad física.

Hacer ejercicio, sin embargo, constituye una actividad indispensable no sólo para el cuerpo, sino también para la mente, pues fortalece los músculos y los huesos, dándoles fortaleza y flexibilidad, mejora la circulación sanguínea, robustece el sistema inmunológico y disminuye el estrés.

Pero mientras unas personas prefieren correr en las montañas, otras optan por hacerlo en el gimnasio. No a todas las estimula el ejercicio en solitario y prefieren actividades en equipo o con competencias de por medio para sentir un verdadero reto. Otras tantas, como yo, no sienten el impulso de ganar el primer lugar en nada, sino que centran su actividad física en hacer yoga o caminar por el parque, las cuales representan quizá menos ejercicio aeróbico, pero incluyen una experiencia espiritual o hedonista. Es importante que encuentres el ejercicio que te haga sentir esa vitalidad que necesitas para ser constante. Jugar tenis, nadar, montar a caballo, andar en bicicleta o caminar en el gym, puede ser una mezcla o una sola actividad, con tal de que les siente bien a tu cuerpo y a tu ánimo.

Hacer ejercicio te permitirá construir un cuerpo saludable, con menos grasa y músculos más torneados. Pero, a la vez, serás capaz de comer más de lo que te gusta, dormirás con sueño y tendrás mejor actitud en el día a día.

COMBATE EL ESTRÉS

Es un enemigo mortal, pero en esta época y con la vida que llevamos es imposible pensar en una vida libre de él. Así que lo importante es aprender a manejarlo, a hacer de él un motor y no una bomba de tiempo. El estrés aparece como una llamada de atención que te mantendrá con la atención necesaria para poder llevar a cabo tus actividades: competir, vender, entregar proyectos, presentar exámenes o, simplemente, realizar actividades que te tensan, como ir al banco o al doctor.

No obstante, cuando el estrés interrumpe tu sueño, aumenta o disminuye dramáticamente tu apetito, te hace perder la atención o te tiene al borde de un ataque de nervios, debes tomar medidas drásticas para frenarlo. No debe apropiarse de tu vida. Pero así como el estrés influye en la vida de cada persona de manera diferente, también disminuye de manera individual y única. Por eso, no puedo darte una receta específica; tienes que buscar tu propia fórmula. Sin embargo, he aquí algunas maneras de relajarte:

- **Practica yoga,** pues la dificultad para conservar el equilibrio hace que tu mente se concentre en el balance que, aunado a una respiración que oxigena al organismo, puede resultar benéfico para tu cuerpo y espíritu.
- **Medita,** ya que es una manera de enfocar tu mente para alcanzar un nivel de conciencia diferente a la cotidiana y lograr un balance emocional, espiritual y físico, que te llevará a sentirte relajada y en armonía.
- **Que te den masaje,** el cual ayudará a relajar los músculos y a disminuir la velocidad que rige tu vida. Además, al cuerpo le hace muy bien ser tocado, lo relaja y lo hace sentir placer.
- **Ten relaciones sexuales,** no sólo porque el orgasmo tiene una gran capacidad para relajar, sino porque también, con el juego sexual previo y las caricias posteriores, tu energía encontrará un balance perfecto.
- **Haz ejercicio** cuando menos tres veces a la semana, pues te mantendrá en forma y tu mente se desconectará del trabajo y las presiones cotidianas.
- **Duerme ocho horas,** porque es la cantidad ideal para que el cuerpo recupere energía y esté listo para las batallas de todos los días. Despertarás fresca, tendrás más tolerancia y rendirás mejor en la jornada.
- **Encuentra una actividad,** además de tu responsabilidad principal, que haga que te sientas creativa, divertida y talentosa, desde hacer jardinería hasta tomar un curso de cine. Esto puede hacer la diferencia en tu semana.

EN TU LUCHA CONTRA EL ESTRÉS EVITA

- Beber alcohol porque, si bien éste da una sensación de relajamiento, en exceso puede constituirse en un problema serio que implique mucho más desgaste que beneficios.
- Comer para apaciguar la tensión, ya que esto te llevará a subir de peso, lo cual te hará sentirte no sólo preocupada, sino también frustrada.
- Fumar: es un hábito que suele funcionar como apoyo a las personas nerviosas. Pero, no obstante, sus efectos nocivos terminarán sumando estrés al cuerpo y problemas de salud.
- Gastar dinero por comprar cosas lindas; esto puede parecer una buena terapia de relajamiento hasta que llegan las cuentas y hay que pagarlas con dinero y salud.

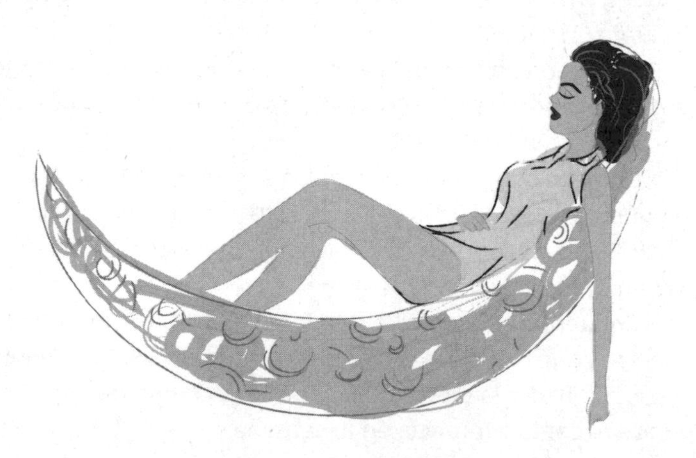

DORMIR BIEN

El cuerpo necesita de seis a nueve horas para recuperar energía, reconstruir células y funcionar al cien. Pero, algunas veces, quiere dormir y la mente no se lo permite. ¿Qué puedes hacer para ayudarlo?

- Hazte el hábito de dormir a una hora fija cada noche. Esto ayudará a que tu cuerpo se acostumbre y logre relajarse en ese horario.
- Mantén tu trabajo lejos de tu dormitorio, para evitar que tu mente se preocupe por los pendientes.
- No pongas tu serie favorita en la tele cuando ya es hora de dormir. Mejor prográmate para verla una hora antes y permite que un buen libro te arrulle en la cama.
- Deja que tu mascota duerma fuera de tu habitación, porque un perro o un gato (y ni hablar de un hámster) suele dormir por episodios y te despertará cuando esté reacomodándose o en plena actividad.
- Asegúrate de que tu alarma suene lo suficientemente fuerte para que la escuches. De esa forma no estarás preocupada por quedarte dormida.
- Si has dado mil vueltas y tu mente no deja pensar sobre lo que tienes que hacer mañana, intenta respirar profundamente, relaja la quijada, lleva tu lengua a tu paladar y con la boca cerrada inhala y exhala por la nariz. Observa cómo el aire entra y sale con un ritmo relajante. Esto te ayudará a oxigenar el cerebro y a ganar la batalla contra las preocupaciones con un delicioso descanso.

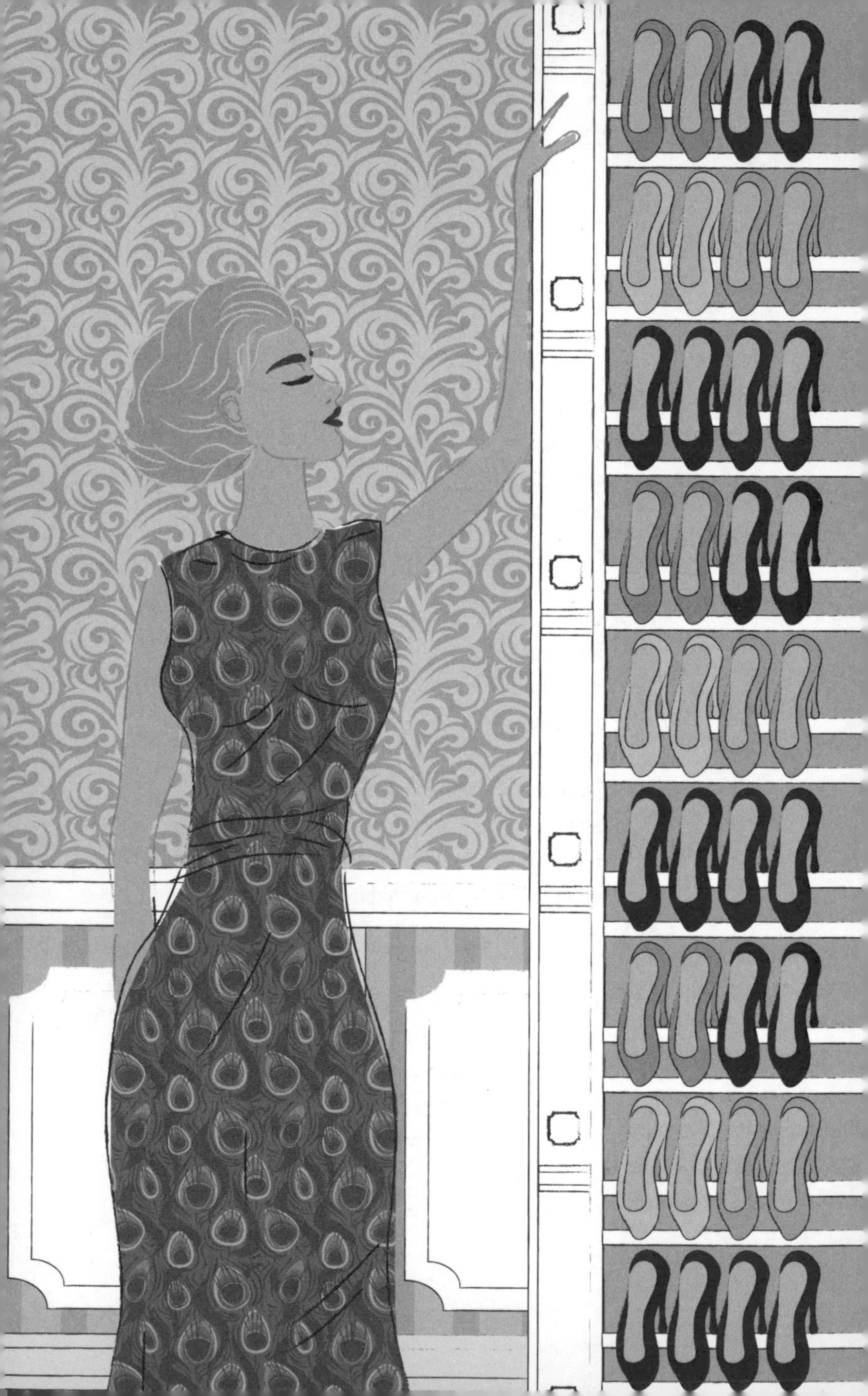

7
EL GUARDARROPA A TU SERVICIO

En el capítulo 2 hablé del lenguaje corporal y la manera en que puede comunicar seguridad, poder, feminidad o sensualidad, entre otros aspectos. Pero hasta ahora no había tocado su complemento: el guardarropa.

Una parte fundamental en tu imagen son la ropa y los accesorios. Para lucir bien no sólo necesitas que estén bien cuidados: limpios, planchados, en buen estado, sino que también sean favorecedores, apropiados para tu edad, la ocasión y tu estilo de vida, así como que comuniquen lo que quieres transmitir a la gente, lo que deseas que ésta sepa de ti.

En el libro que escribí junto con Antonio González de Cosío, *El poder de la ropa* (Océano), analizamos las formas de los distintos cuerpos y la mejor manera de vestirlos para encontrar el balance y la proporción más favorecedora en cada caso; además, el significado de cada prenda, la forma en que un individuo debe vestirse para ser coherente con su profesión, su estatus, su círculo social o sus metas personales o de trabajo. Todo esto lo explicamos con el afán de transmitir la importancia de la vestimenta como una forma inmediata y contundente de comunicarte con tu entorno.

Una prenda maltratada como, por ejemplo, un suéter desgastado y lleno de bolitas manda un mensaje en segundos sin que nadie tenga que emitir ni un sonido, asegurando que el dueño de esa prenda es desaliñado o que no tiene suficientes recursos económicos, por lo que se ve en la necesidad de llevar un suéter viejo. Una mujer embutida dentro de un pequeño vestido de lycra, que enseña una cantidad excesiva de su cuerpo, sin importar si se trata de un atuendo de diseñador, hace evidente que tiene un deseo enorme de mostrar su figura, lo que le restará, frente a quien la mire, elegancia y misterio. Por el contrario, si la ropa de una chica luce impecable y coordinada, de manera que su look sea armónico y favorecedor, eso puede hacer que no sólo la miren, sino que también causará una mejor impresión en quienes la rodean.

Como si eso fuera poco, la ropa y los accesorios tienen el poder de hacerte sentir bien o mal. ¿Cuántas veces has visto a una persona que no deja de subirse la blusa porque le incomoda su escote o a otra que va con un bolso que la hace sentir como una estrella de cine y a su paso transmite mucha seguridad? Aunque se les tache de gustos superficiales, la ropa y los accesorios pueden ser una gran vitamina para la autoestima.

Vestirse bien, más que un arte o un lujo, es una necesidad de la mujer que quiere verse y sentirse atractiva. Elegir las piezas indicadas requiere dedicación, tiempo y autoconocimiento; además, es un ejercicio que no está libre del efecto prueba y error. Porque nadie nace vistiendo bien. Ésta es una habilidad aprendida. Para obtenerla, no basta mirar revistas o visitar las tiendas de moda y soñar. Es necesario empezar por el principio básico: mirarse en el espejo objetivamente.

Después de todos estos años en que te has vestido, has aprendido que hay cosas que no te van bien. Supongamos que tienes mucha cadera. Te ha quedado claro que una falda tableada no es favorecedora ¿cierto? Conoces los colores que resaltan mejor tus ojos o el tono de tu piel. Sabes que por más ejercicio que haces la celulitis no se te ha quitado del todo, por lo tanto, debes evitar los pantalones tipo malla y los vestidos muy pegados al cuerpo. En fin, hay prendas y proporciones que debes evitar o procurar para sentirte mejor vestida y más segura con tu elección. Éstos son excelentes primeros pasos. Pero ahora necesitamos que tu guardarropa sea práctico, versátil y favorecedor. En suma, una herramienta más para pulir tu imagen.

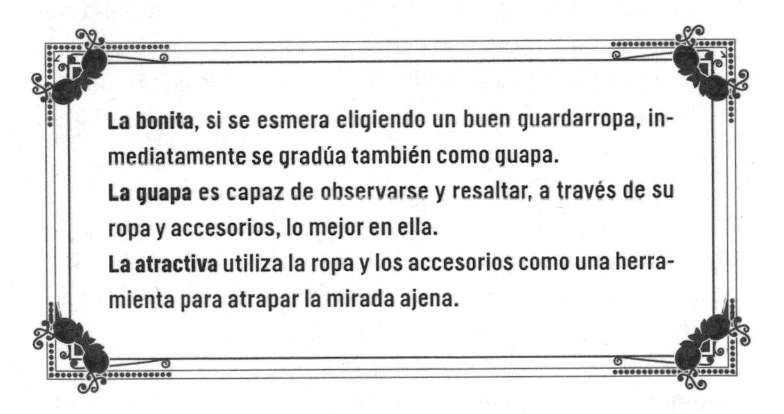

La bonita, si se esmera eligiendo un buen guardarropa, inmediatamente se gradúa también como guapa.
La guapa es capaz de observarse y resaltar, a través de su ropa y accesorios, lo mejor en ella.
La atractiva utiliza la ropa y los accesorios como una herramienta para atrapar la mirada ajena.

LOS CLÁSICOS QUE NUNCA MUEREN

En el argot de la moda llamamos clásico a un accesorio o prenda cuyo diseño no está basado en las últimas tendencias, sino que, por el contrario, su neutralidad lo hace estar vigente por muchos años.

Una prenda o accesorio clásico suele ser una gran inversión porque se puede combinar con otras piezas más novedosas que impriman tendencia a su look. Por eso, siempre es recomendable buscar gran calidad en ellos, pues esto hará que el resto del atuendo luzca balanceado y elegante.

Las piezas básicas de un guardarropa deben ser en colores neutros: negro, marrón, gris, azul marino, beige y blanco, para las chicas que comienzan a construir su imagen desde cero. Pero para las que tienen ya un camino andado en su estilo, suele ser más divertido espolvorear parte de su clóset con prendas y accesorios clásicos en colores innovadores. Pensemos en una falda lápiz, por ejemplo, de ésas que deberíamos tener muchas en nuestro armario, pero que la mujer que ya se siente segura con sus elecciones va a comprar en un tono vibrante y fuera de lo común, para darle color a su look durante el invierno.

LOS INMORTALES

A pesar de los centenares de tendencias que hemos vivido cada década, sin importar marca ni precio, los clásicos son los grandes sobrevivientes de la moda.

Las prendas de vestir que pertenecen a esta categoría han superado las tendencias pasajeras e incluso el drástico cambio de mentalidad y vida que hemos tenido las mujeres en los últimos 50 años porque su diseño es favorecedor y versátil, el cual lo hace un estupendo elemento para combinar.

Lo mismo sucede con los accesorios que han trascendido en el tiempo. Su aspecto es tan neutro y su personalidad tan elegante que fácilmente han logrado transformarse con leves modificaciones para seguir estando vigentes.

Cuando una mujer, que desea mejorar su look y no sabe demasiado de moda, quiere lucir elegante, discreta, pero muy guapa, su mejor opción es formar un guardarropa con piezas clásicas. Es una apuesta segura en la que no hay manera de perder.

LOS MAGNÍFICOS SOBREVIVIENTES

Pequeño vestido negro. El clásico por excelencia y más famoso porque nada menos que Coco Chanel lo puso en el mapa. Se trata de un vestido corto (el largo de su falda dependerá del gusto de cada mujer) de una tela formidable y un corte espectacular. De hecho, mientras más sencillo sea este modelo, mejor servirá para accesorizarlo y coordinarlo de mil maneras.

Vestido camisero. Se llama así porque justo parece una camisa larga, pero lleva un cinturón para marcar ligeramente la silueta. Es un diseño interesante para usar en actividades semiformales cuando la tela es delicada, como crepé de lana, algodón peinado, seda salvaje o seda lustrosa. Pero también puede ser una buena opción para situaciones más casuales cuando está hecho de algodón o lino ligero.

Saco estructurado. El blazer, inspirado en el saco masculino, ha llegado al guardarropa femenino para quedarse. La estructura se debe a que lleva entretela y pinzas que lo hacen más firme y con lo que logra delinear la silueta; lleva solapas y botones al frente. Lo mejor es invertir en uno de paño de lana o cashmere, pero hay variantes en otros tipos de tela.

Saco cuadrado. Otra creación icónica de Chanel. Este tipo de chaqueta termina en la cintura o en la parte alta de la cadera, haciendo que el cuerpo se divida en dos. El tradicional modelo de la diseñadora francesa está elaborado de tweed o bouclé, pero hay variantes de todo tipo en el mercado.

Impermeable. Si bien su función es proteger de la lluvia, esta prenda ha adquirido un toque de sofisticación que no debe pasar inadvertido. La clásica gabardina está elaborada de un material ligero resistente al agua, lleva botones al frente y un cinturón con hebilla.

Abrigo. Si hay una prenda que ostenta materiales lujosos y exóticos, es ésta. Se lleva sobre la ropa para proteger del frío, por ello suele ser un poco más holgada que el resto de las prendas y tiene mangas ligeramente anchas, pues muchas veces debajo de ella hay otras capas de ropa. El diseño clásico lleva una línea de botones al frente, aunque en ciertas épocas la botonadura y el cruce es doble. El cuello se cierra lo más pegado posible a la garganta para protegerla del aire o frío.

Ensamble. Conocido también como el abrigo de verano, es justamente una prenda que va sobre la ropa ligera para soportar la brisa o las tardes, cuando la temperatura desciende ligeramente. Están confeccionados en telas o tejidos delgados y son de manga corta, tres cuartos o larga.

Cárdigan. El suéter que se abre al frente con una botonadura resulta ser una prenda muy útil porque funciona para cubrir del frío, ya sea solo o debajo de un saco o abrigo, a manera de chaleco. Además, se ve más femenino que el suéter de cuello de tortuga o el pulóver, por lo que es perfecto para coordinar tanto con vestidos y faldas como con pantalones.

Suéter con cuello de tortuga. Como su nombre lo indica, el cuello es largo y se pega a la garganta, lo que resulta un poco limitante cuando se trata de coordinarlo, pero es indispensable para taparse en climas fríos o con mucho viento.

Blusa. Las variantes en esta prenda son infinitas. Sin embargo, cuando apareció para ser coordinada con faldas (sustituyendo a los vestidos de una pieza) se convirtió en favorita porque, con su tela o sus detalles, puede convertir un atuendo en formal o casual.

Camiseta. Lo que en su momento fue una prenda interior, ahora se ha convertido en una pieza indispensable para la vestimenta casual. Con mangas o sin ellas, esta prenda en tejido de punto proporciona la máxima comodidad.

Falda lápiz. Quizá la más replicada, debe su posición privilegiada a que estiliza el cuerpo femenino marcando el derrière y las piernas, haciendo sexy la figura. Además, es una estupenda compañera para sacos, suéteres o blusas protagonistas o voluminosas. Sin embargo, no es generosa con las curvas o el exceso de kilos, pues, al ser tan ceñida, muestra todas la protuberancias.

Falda en línea A. Favorita entre las mujeres de cualquier estatura y peso, esta falda es ceñida a la cintura y se abre cual trompeta a la altura de las rodillas, disimula varios problemas en el cuerpo y da la impresión de que hay cintura en cualquier figura.

Pantalón recto. Este corte es el más favorecedor porque estiliza la figura haciendo que parezca larga y angosta. Esta silueta, adicionalmente, tiene la ventaja de que la prenda superior puede ser tan grande, voluminosa o elaborada como sea necesario.

Jeans. Una prenda que fue creada para el trabajo rudo, ahora no sólo puede costar mucho dinero, sino que también los diseñadores de las marcas más prestigiadas la consideran en sus colecciones y las mujeres la atesoramos porque nos hace lucir una figura muy sexy. Los jeans más oscuros suelen ser más favorecedores y también menos informales.

Bolso estructurado. Mientras más forma y rigidez tenga un bolso, mayor será su formalidad. Por eso, es un clásico para las ejecutivas. Se puede utilizar en un velorio, una cita de trabajo o una velada semiformal.

Bolso suave mediano o grande. Este bolso se ha posicionado porque tiene tanto espacio que le caben desde los pañales y los juguetes de los niños hasta la computadora o la secadora de pelo. No obstante, justo por su flexibilidad, luce casual, por lo que no puede acompañarte a lugares más formales.

Bolso tipo sobre. Llamado en inglés *clutch*, admite un mínimo de objetos, pero, a cambio, ofrece mucha elegancia y distinción. No se puede decir que es cómodo, porque es pequeño y no suele tener asa. No obstante, es indispensable para salir de noche a un evento formal o de etiqueta.

Pijama. Se le llama así al coordinado de pantalón y camisa (a veces camiseta) que se usa para dormir. Es cómoda, calientita y menos sexy que otras opciones que se utilizan para pasar la noche bien acompañada.

Camisón. Conocido antiguamente como vestido de noche porque se usa para dormir, es una opción muy femenina y un tanto más reveladora que la pijama.

Zapatos de tacón. Los zapatos más deseados por las chicas y más admirados por los hombres. Un tacón hace la diferencia no sólo en la postura de quien lo lleva puesto, sino que también hace sentir más alta y sexy a la mujer. Simplemente, te montas en tus tacones y sube tu autoestima, así de fácil.

Sandalias. Antes utilizadas únicamente en época de calor, las sandalias han trascendido el clima, pues ahora se usan lo mismo en la oficina que en una boda o durante el invierno. Las de tacón se consideran tan elegantes como los zapatos cerrados; no sucede lo mismo con las sandalias de piso, que son mucho más casuales. Pero, cuidado: para usar unas sandalias es indispensable tener los pies bien cuidados.

Botas a la rodilla. Si bien este calzado no lleva tantos años en boga, como los zapatos tradicionales de tacón, hace ya varias décadas que se han quedado como parte integral del guardarropa femenino. Su uso está reservado a otoño-invierno y a deportes como la equitación.

Botines. Este calzado cerrado hasta el tobillo lleva más de un siglo en el guardarropa femenino y no se vislumbra que vaya a salir de éste. Ahora más que nunca los botines se utilizan con pantalones, pero también hay quien gusta de llevarlos con falda. Para una apuesta segura, es mejor utilizarlos con pantalón.

Mascada. Muchos accesorios van y vienen, pero la mascada es un permanente porque inyecta colorido y feminidad a cualquier atuendo. Generalmente, se usa alrededor del cuello, pero hay quienes prefieren amarrarla en la cabeza, cintura o hasta en el bolso.

Cinturón. Aunque nosotras necesitamos más colores, formas y diseños de este accesorio que los caballeros, es indispensable uno negro, uno azul marino, uno marrón y uno metálico. Este accesorio resalta la cintura, por lo que no sólo tiene la función de sujetar las faldas y los pantalones, sino también de favorecer tu silueta.

Bufanda. También llamada *foulard* cuando es de material ligero, antes era utilizada sólo en climas fríos, pero ahora se ha adoptado como adorno en la ropa. Es un buen pretexto para darle textura y color al atuendo mientras conservas calientita tu garganta.

Guantes. Si bien los de tela, que se usaban para vestir formal han casi desaparecido por completo, los de cuero han encontrado un segundo aire para proteger las manos del frío y aportar un look chic al guardarropa. Los tejidos lucen más casuales, pero son igualmente apreciados para conservar el calor.

Collar de perlas. El clásico de clásicos. ¿Quién más podría ser la responsable de su reinvención en su versión bisutería que mademoiselle Chanel? Pero no podemos olvidar a Jackie Kennedy y su icónico modelo de tres hilos, que volvió a darle ímpetu a este accesorio, el cual va con todo.

Aretes de brillantes. No estoy hablando de unos largos y suntuosos, sino de dos diamantes que van pegados a la oreja (también conocidos como broqueles) destellando luz alrededor del rostro. Un par que no tiene competencia para hacerte lucir discreta, femenina y elegante.

Aretes tipo candil. En sus versiones finas o de bisutería, los aretes que cuelgan son un imán para la vista y una manera de gritar (en silencio) que amas ser mujer.

Anillo tipo coctel. Se utiliza primordialmente cuando una pareja se compromete, pero hay diversas versiones que no incluyen diamantes ni novios y que sólo están ahí para el deleite de quien los lleva puestos.

Argollas. También conocidas como alianzas porque sellan el matrimonio entre dos personas, estos aros han cambiado sus dimensiones, diseños o materiales, pero no su significado.

Pulsera. Mientras que el brazalete va pegado a la muñeca, la pulsera se mueve por el antebrazo con toda coquetería. Este accesorio cuenta con muchos diseños y nunca ha dejado de ser un gran clásico como joyería fina o de fantasía.

Prendedor. Esa pieza se coloca en un vestido, suéter o saco y hace la diferencia. Puede tener cualquier forma que permita la imaginación creativa. Lo cierto es que agrega interés a una prenda neutra.

Medias. Ha habido épocas en las que no se les ve mucho y otras en donde imperan en pasarelas y aparadores. Las medias tienen dos funciones principales: mantienen las piernas protegidas del frío y sujetan el cuerpo a manera de faja. ¿Quieres saber cuál es el extra? Pues que pueden ser un accesorio increíblemente sexy.

Lentes oftálmicos. Si los necesitas, ¿por qué no darles el carácter de accesorio? Ya pasó de moda sentirse avergonzado de usar anteojos; lo de hoy es llevarlos con estilo. Cómprate unos de carey o de armazón metálico cuando quieras pasar inadvertida y diviértete con unos de colores brillantes para cuando desees llamar la atención.

Gafas de sol. Es cierto que los lentes oscuros son cada vez más costosos, pero son una buena inversión, pues los vas a usar todos los días. Opta por un modelo negro o en carey que te servirá por muchos años.

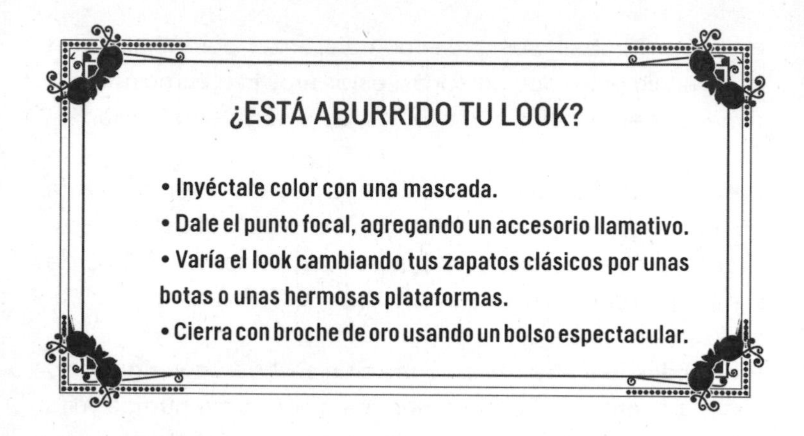

¿ESTÁ ABURRIDO TU LOOK?

- **Inyéctale color con una mascada.**
- **Dale el punto focal, agregando un accesorio llamativo.**
- **Varía el look cambiando tus zapatos clásicos por unas botas o unas hermosas plataformas.**
- **Cierra con broche de oro usando un bolso espectacular.**

PRENDAS OCULTAS

La ropa interior no es valorada como debiera serlo. Porque no se ve, la gente suele subestimar su función, pero estas prendas son la base para que tu atuendo luzca fabuloso. Un brasier excesivamente ajustado o flojo, una faja que estilice la silueta o una tanga que evite marcas no deseadas en el derrière pueden hacer la diferencia en la manera en que lucirá tu ropa.

Es indispensable que la ropa interior sea de tu talla correcta porque no hay nada peor que ver los rollos de carne salir por entre los resortes de la lencería. De la misma manera, es importante que utilices la ropa adecuada para que pase inadvertida bajo tus prendas externas: el brasier cruzado cuando el vestido o blusa no tienen manga, las tangas cuando usas pantalones, los fondos para los vestidos o faldas muy transparentes, las camisolas para las blusas vaporosas. Mientras menos se note tu lencería, más te indicará que fue una buena elección.

> **OJO:** si piensas que morirías de vergüenza si alguien viera tu ropa interior, quiere decir que es hora de que te compres una colección nueva. Elimina todo

lo que se vea viejo. Usa sólo lo que te haga sentirte segura y lista para desnudarte frente a cualquiera.

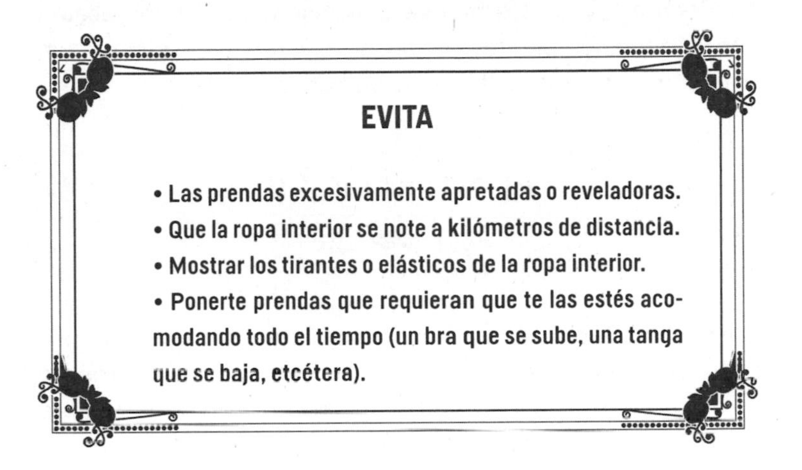

EVITA

- **Las prendas excesivamente apretadas o reveladoras.**
- **Que la ropa interior se note a kilómetros de distancia.**
- **Mostrar los tirantes o elásticos de la ropa interior.**
- **Ponerte prendas que requieran que te las estés acomodando todo el tiempo (un bra que se sube, una tanga que se baja, etcétera).**

TUS COLORES

La importancia de los colores ha sido poco valorada. Un tono puede hacer que te sientas como el centro de atracción o borrarte del mapa, hacerte lucir mayor o más cansada o inyectarle energía a tu atuendo y a tu imagen.

Todas las mujeres hemos escogido colores que preferimos en nuestra ropa, pero pocas veces hacemos de manera consciente esa elección. Hay colores que están hechos para fundirse y dejar lucir a los demás, otros son protagonistas o, justo lo contrario, casi invisibles. Por eso, es importante saber lo que puede hacer un tono para destacar tu look.

Hay variedad de teorías sobre los colores que le van mejor a una persona o a otra. Hay familias de colores que le van a una mujer y a otra se le ven fatal. Las personas morenas se ven fabulosas con colores primarios o brillantes por el contraste que logran. Las de tez blanca y cabellera oscura sobresalen con los tonos de piedras preciosas. Las rubias de piel rosada encuentran que los pasteles les van de maravilla.

PUNTO FOCAL

Cuando estudié diseño de moda, mi primer gran descubrimiento fue algo llamado punto focal. Se trata de un elemento en el atuendo que llama la atención más que los otros y, por lo tanto, es ahí donde se concentran las miradas.

El secreto del punto focal es que sea único. Es decir, si hemos decidido que vamos a usar un collar muy protagónico, hay que dejar que éste sea la estrella, lo cual significa que los aretes serán pequeños y no habrá cerca nada más que compita por la atención.

La joyería funciona maravillosamente para agregar el punto focal a un look, pero también podemos usar accesorios, como zapatos en colores brillantes, cinturones, metálicos o un bolso con estampado animal, por mencionar piezas infalibles que son imanes para las miradas.

Dos o más puntos focales harán que te veas exagerada, así que cuidado con sobrecargar tu atuendo. Elige bien y verás el impacto que causas.

El punto focal, entonces, debe elegirse cuidadosamente para que no te robe atención a ti. Busca que te complemente, que resalte tus virtudes o que declare a todo el mundo que sólo tú puedes llevarlo.

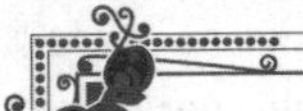

LAS FAMILIAS DE COLORES

NEUTROS. Son los clásicos que trascienden las tendencias y las épocas. Su mayor virtud es que combinan con todo. Entre ellos están: negro, marino, gris, café, beige y blanco.

TERROSOS. Estos tonos se derivan de la naturaleza: verde musgo, militar o seco; caqui, arena, avellana, almendra, tabaco, etcétera. Estas tonalidades suelen ser un tanto masculinas y austeras; se funden con el paisaje, por eso se utilizan para los soldados.

PASTELES. Suelen ser tonos que tienen mucho blanco, lo que los hace sutiles y dulzones. Como ya dije, son grandes compañeros de las rubias, pero también son favoritos de las niñas y las mujeres maduras. Encontramos en esta gama el rosa malvavisco, el amarillo pollo, el azul cielo y el lila.

BRILLANTES. Entre ellos están los primarios —rojo, amarillo y azul rey—, pero también el fucsia, el morado, el coral, etcétera. Estos colores gritan, quieren ser mirados. Generalmente, se usan contrastándolos con un tono neutro para un look atractivo o con otro de sus parientes para verse realmente impactantes.

CÍTRICOS. Justo como las frutas, el limón, la lima, la toronja y la naranja, son tonos vibrantes y alegres. Por eso, se les relaciona con climas cálidos y ocasiones festivas.

PIEDRAS PRECIOSAS: las gemas tienen tonos saturados, lujosos y fríos (con un dejo azulado). Son elegantes y se prefieren para el otoño-invierno u ocasiones de gala. La esmeralda, el rubí, el zafiro, la amatista, etcétera, son de esta familia.

QUEMADOS. Son colores que tienen una ligera pátina oscura que los hace enigmáticos e invernales, como el vino, el coñac, el berenjena y el aceituna.

METÁLICOS. Todo lo que brilla llama la atención. También da un toque lujoso al atuendo. Hay metálicos opacos, como el oro viejo o el pewter, que son tan combinables como el ocre o el gris, pero aportan suntuosidad al look. En tanto que oro, plata, bronce o cobre definitivamente se convierten en puntos focales.

NEONES. A pesar de ser divertidos y vistosos, no son muy favorecedores, además de que cansan, lo que hace que nadie los quiera usar por varias temporadas.

NO TIENEN PIERDE

Estos tonos son una apuesta segura:

- **Negro.** Tiene miles de virtudes, por las cuales se ha coronado como el favorito de las fashionistas, pues es elegante, combinable y estiliza la figura. Siempre hay que tener un vestido largo, uno corto, una falda, un cárdigan (suéter con botones al frente), un pantalón, un abrigo, una blusa, una camiseta, una bolsa y unos zapatos en este tono.
- **Marino.** Después del negro, éste es el tono más combinable y versátil. Por ser oscuro, también luce distinguido, se ve fenomenal contrastado con otros tonos o combinado con los de su misma familia y da la impresión de adelgazar la figura.
- **Gris oxford.** Este neutro luce bien en una coordinación monocromática (todo del mismo tono) o en alto contraste con otros colores más claros o brillantes. Es elegante y un tanto señorial.
- **Blanco.** Su complicación tiene que ver con que debe verse impecable o deja de impactar. Una camisa blanca, bien planchada, luce espectacular. Este tono irradia luz, por lo que es fantástico para combinar con su contraparte oscura.

EL O LA PROTAGONISTA

Una de las imágenes que perdurarán como un *faux pas* en la vestimenta de la nobleza es el sombrero que llevó la princesa Beatriz a la boda de su primo Guillermo. No es que fuera feo, de hecho, fue elaborado por el más reconocido diseñador de sombreros de nuestros días, Philip Treacy. Lo que sucedió es que era un modelo excesivamente protagonista que requería ser llevado por una mujer con gran personalidad (aunque no fuera bonita) o extremadamente guapa. Por desgracia, Beatriz no cumple ninguno de los dos requisitos.

Para probar el punto, están las imágenes que trascendieron de la legendaria editora Isabella Blow. Esta inglesa fue musa de grandes diseñadores por su gran personalidad, y justo eso le permitía ponerse los más excéntricos diseños de sombreros sin perderse nunca en ellos. Si bien es cierto que Blow no era guapa, ella se construyó una imagen muy atractiva.

PRENDAS QUE TE HARÁN LUCIR FABULOSA

Siempre digo que la regla número uno para vestir bien es que te sientas cómoda con tu elección. Si amas un par de zapatos, pero te hacen sentir muy insegura cuando caminas, entonces no sirven. ¿Te gastaste la mitad de tu salario en un vestido fabuloso, pero llegado el momento de usarlo te aprieta? Déjalo colgado en tu clóset hasta que vuelvas a bajar de peso. Agradeces mucho el collar que te regaló tu suegra, pero pesa tanto que hasta dolor de cabeza te provoca, pues ni modo, hay que lucirlo sólo cuando la visitas y en cuanto salgas de ahí te lo quitas inmediatamente. No hay nada peor que ver a una mujer sufriendo por la moda: la que camina como pollo espinado con sus nuevas e incontrolables plataformas, la que se pasa la tarde subiendo su vestido *strapless* para que no se le baje demasiado, la que quiere desaparecer su bolso que no va ni con el color de su atuendo ni con el evento elegante en el que está. Todas hemos estado en esa situación, no es agradable ni cómodo, pero lo peor es que nadie luce guapa o atractiva así.

Busca prendas y accesorios que hagan el trabajo opuesto: que te den un aire interesante, que te favorezcan, que te hagan sentir guapa y atractiva, que te impriman un toque sexy o de las cuales te sientas orgullosa porque representan tu estilo y tu forma de vivir. Hazte de un guardarropa que te aporte seguridad porque eso se va a reflejar en todo momento.

Deshazte de todo lo que ya no te funciona: los jeans de hace cinco kilos, los zapatos que te sacan ampollas, los aretes que te torturan porque aprietan tus orejas y el traje de graduación cuya única función ha sido ocupar un espacio que te hace falta en tu clóset. Regala, recicla y tira lo que definitivamente no te hace sentir guapa o atractiva. Hazlo sin culpa porque primero está tu autoestima.

DALE VIDA A TU GUARDARROPA

Lo ideal es que tengas prendas clásicas de gran calidad, pero éstas van a necesitar un complemento para darle ese *lift* al guardarropa y que te veas en tendencia con lo último de la moda. La buena noticia es que esas piezas no siempre tienen que durarte mucho, por lo que puedes gastarte menos dinero en ellas.

Las prendas o accesorios distintivos van a tener como función darle chispa a tu guardarropa a través de siluetas, colores, estampados o texturas que están muy a la moda. Por ejemplo, un saco con grandes hombreras y pedrería no será un clásico, pero sin duda hará que te veas atractiva. Así que si prefieres que te vean, ésta es tu oportunidad de conseguirlo por medio de una prenda. Lo mismo sucede con unos zapatos cuyos detalles son difíciles de pasar por alto, pero que harán que la gente los comente y nunca los olvide.

Si tu personalidad es más discreta, puedes elegir prendas o accesorios distintivos, pero que no griten que quieres atención. Un buen color, un estampado original o una textura suntuosa siempre serán bien apreciados por las personas que te miren y a ti te harán sentir muy guapa y especial.

EL PELIGRO DE REPETIR

A veces, la frase de menos es más no se refiere a que debes elegir un look minimalista, sino simplemente a que hay que aprender a dosificar.

Los estampados de animal, los encajes, las telas metálicas, el cuero y hasta la mezclilla hay que usarlos con medida. Un accesorio con motivos salvajes es suficiente en el atuendo porque si te pones todos los motivos que simulan la piel de víboras o leopardos terminarás viéndote vulgar o exagerada. El encaje también hay que reservarlo para una sola prenda, lo mismo que el cuero, los textiles metálicos o la mezclilla.

LA SAL Y PIMIENTA DE TU LOOK

"Cuando mejoras tu look, te estás preparando para mejorar tu vida."

ANDREA POMERANTZ LUSTIG,
AUTORA DE *HOW TO LOOK EXPENSIVE*

Como hemos visto a lo largo de estas páginas, la bonita puede esforzarse mínimamente, a menos de que quiera pertenecer también al grupo de las guapas o atractivas. Pero el resto tenemos que trabajar un poco para llegar a sacar lo mejor de nuestra personalidad y buen gusto. Ya para este momento tienes a tu alcance muchas herramientas, que te han hecho pensar en lo que puedes pulir en estos temas, pero es hasta ahora que abordamos la ropa y los accesorios como una verdadera opción que te ayudará a verte y sentirte mejor.

El estilo personal de cada chica no es una cuestión que se deba dejar al azar. Cada una de nosotras debemos buscar lo que mejor nos va, de acuerdo con nuestro cuerpo, estilo de vida y metas personales o profesionales. Esa sal y pimienta que hará de nuestro look uno único y original. Queremos que la forma en la que nos vestimos sea coherente con lo que somos y el estilo es justo eso: la manera en que reflejamos, con constancia y armonía, que nos vestimos de tal o cual manera porque somos así. En algunas charlas que he dado para presentar el libro *El poder de la ropa*, me gusta poner este ejemplo a la audiencia: "si hoy te viera, por la tarde, y te invitara a cenar conmigo y con algunas otras editoras de revistas de moda, ¿te sentirías cómoda de venir así arreglada y vestida como estás?". Si tu contestación es positiva, ¡felicidades! Si es negativa, debes hacer algo al respecto porque nunca se sabe cuándo te vas a encontrar al amor de tu vida, a tu ex con su nueva pareja o si vas a tener la gran oportunidad de conocer a alguien que pueda darte trabajo o sea una excelente candidata para convertirse en tu socia. ¿Por qué no estar a tono con esa ocasión? ¿Por qué vestirte, peinarte o maquillarte con menos gracia si puedes hacerlo mejor y sentirte mil veces más apta y adecuada para que todo suceda a tu favor? ¡Empieza hoy mismo!

Piensa en tu guardarropa como en una pieza más en el complejo rompecabezas que te hace ser más guapa o atractiva. Utilízalo a tu favor y haz que trabaje para ti. Encuentra tu sello al vestir. Logra que tu ropa y accesorios te favorezcan, pero, especialmente, deja que resalten lo que eres, que no sea el vestido lo que te lleva a ti, sino tú la que luzcas como un millón de dólares con ese atuendo.

No olvides divertirte en el camino. Todas hemos tenido nuestros errores y encontrar tu propio estilo implica, siempre, saber lo que no funciona porque ya lo has intentado alguna vez. Pierde el miedo a equivocarte. Sólo así estarás segura de lo que te va mejor. Una vez que sepas y domines lo que te favorece y hace sentir fabulosa, elige esas piezas distintivas que van a darle el toque maestro a tu imagen: un bolso con estoperoles, un abrigo peludo, unos zapatos rojos lindísimos o un pantalón lustroso como la seda. Todos y cada uno pueden hacer que te distingas entre todas las que te rodeen.

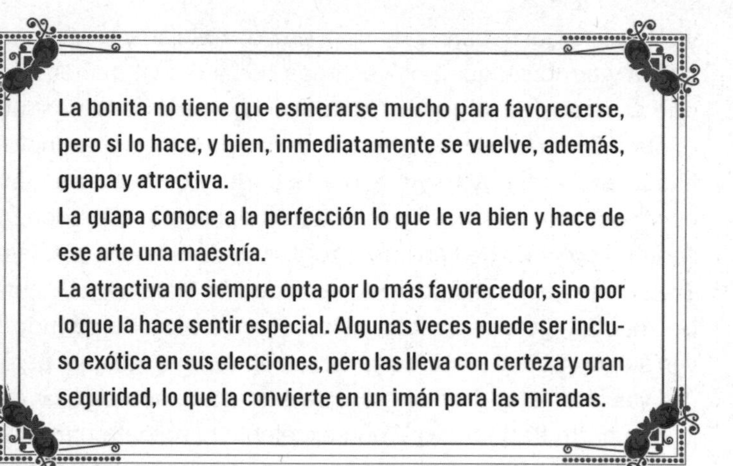

La bonita no tiene que esmerarse mucho para favorecerse, pero si lo hace, y bien, inmediatamente se vuelve, además, guapa y atractiva.
La guapa conoce a la perfección lo que le va bien y hace de ese arte una maestría.
La atractiva no siempre opta por lo más favorecedor, sino por lo que la hace sentir especial. Algunas veces puede ser incluso exótica en sus elecciones, pero las lleva con certeza y gran seguridad, lo que la convierte en un imán para las miradas.

REGLAS DEL BUEN VESTIR

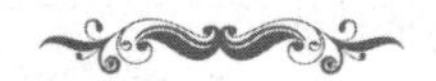

Vestir bien tiene que ver con conocer tu cuerpo y usar la ropa adecuada para tu edad, estilo de vida y ocasión. Nada de esto sería suficiente si no te sintieras segura con lo que llevas puesto. Por eso, trata de conseguir:

- **Que tu ropa te quede bien.** No es una obviedad; es simplemente que muchas mujeres piensan que si usan ropa más apretada se verán más delgadas, y esto es un gran error. Tampoco hay que irse al extremo y ponerse prendas excesivamente holgadas. Lo ideal es que la ropa sea de tu talla precisa.

- **Asegúrate de que tus prendas y accesorios están en buenas condiciones:** limpios, planchados (o brillantes en el caso de los bolsos, cinturones y zapatos) y no maltratados.

- **Visita a un sastre** para modificar las prendas si es necesario, de manera que tu ropa tenga el largo de manga o de falda ideal para tu cuerpo.

- Cuando estés ensamblando tu atuendo, **elige de antemano cuál será tu punto focal** y conserva el resto de tus prendas o accesorios como su comparsa.

- Al momento de elegir tu ropa **pregúntate a dónde vas y planea un atuendo que te lleve ahí con toda dignidad, pero que también pueda ser suficientemente atractivo** como para que te veas fabulosa si te encuentras a tu jefe, a tu ex o a tu futuro marido.

- **Jamás salgas de tu casa con un look que te haga sentir exagerada, disfrazada o ridícula.**

EL ESTILO PERSONAL

"El estilo personal viene de adentro. Es cuando se asoman la mujer, su individualidad y su espíritu. Ella usa la ropa para expresar quién es y cómo se siente".

DONNA KARAN, *AUTORA DE HARPER'S BAZAAR FASHION. YOUR GUIDE TO PERSONAL STYLE*

El estilo es una de esas virtudes que se van desarrollando. Comienza con la observación, después requiere práctica y termina siendo una habilidad que se forja como resultado de un trabajo de autoconocimiento.

- **El estilo está íntimamente ligado a la personalidad de la mujer.**

- **El estilo presenta cierta uniformidad en tu manera de vestir.** Por ejemplo, puede ser casual y relajado siempre, pero con sutiles modificaciones para adaptarse a cada situación y evento. Siguiendo con el ejemplo, no importa si esa persona está en un funeral, en una presentación de trabajo o en una cena, su sello será un toque casual y relajado.

- **La persona con estilo conoce de memoria los defectos y cualidades de su cuerpo y lo viste para sacar el mayor provecho de sus virtudes.** Es decir, tiene que ser muy sincera consigo misma frente al espejo.

- **Vestir con estilo es portar la ropa con mucha seguridad.**

- **El estilo trasciende lo que llevas puesto,** es cómo te mueves, cómo te sientes, lo que reflejas y expresas por medio del guardarropa.

- **El estilo, cuando es adecuado, suscita admiración.**

- **El estilo puede ser un don natural en una persona, pero generalmente es una habilidad aprendida.**

- **Para llegar a tener estilo, se requiere experimentar, equivocarse y corregir** hasta encontrar lo que te sienta mejor y te hace sentir auténtica y fabulosa.

- **El estilo se puede imitar tomando inspiración en revistas o celebridades.** Pero es algo tuyo cuando ya no necesitas consultar a nadie para saber lo que te favorece.

- **Estilo también es vestir de acuerdo con tu edad, tu figura y tu filosofía de la vida.**

- **El estilo no implica gastar mucho, ser talla cero o vestir marcas de diseñador, sino simplemente tener buen gusto para elegir tu ropa.**

HACERLO PARTE DE TU PERSONALIDAD

Me voy a tomar la libertad de llamar estilosa a la mujer que ha encontrado ese *twist* al arreglarse, lo que la convierte en una persona original y única. Esa chica puede vestirse elegante o casual y siempre se ve imponente.

Los personajes de la serie televisiva *Sex and the City* (Sexo en la ciudad) son un perfecto ejemplo de mujeres estilosas. Carrie Bradshaw es dramática en su estilo, siempre tiene un toque original e inesperado, pero es obvio que quiere atraer las miradas y hasta escandalizar un poco. Charlotte York tiene un estilo más clásico y conservador, con ese aire *preppy* (como de uniforme escolar) que la hace lucir un tanto ingenua. El personaje de Miranda Hobbes posee un estilo que mezcla el look ejecutivo con el masculino, muy *ad hoc* con su carrera de abogada, probablemente porque la actriz que la encarnó, Cynthia Nixon es homosexual y se sintió más cómoda con ese tipo de ropa. Por último, Samantha Jones, la devoradora de hombres, no podía más que tener un estilo sexy que propiciara que su cuerpo fuera el arma principal de seducción. Vimos a esas cuatro chicas en diversas situaciones y todas mantuvieron el estilo que las caracterizaba, temporada tras temporada. La responsable del vestuario en esa serie, Patricia Field, supo llevar el estilo de cada personaje por innumerables aventuras siempre manteniendo la congruencia. Justo de eso se trata tener estilo: de hacer que tu personalidad y tu atuendo se fundan naturalmente.

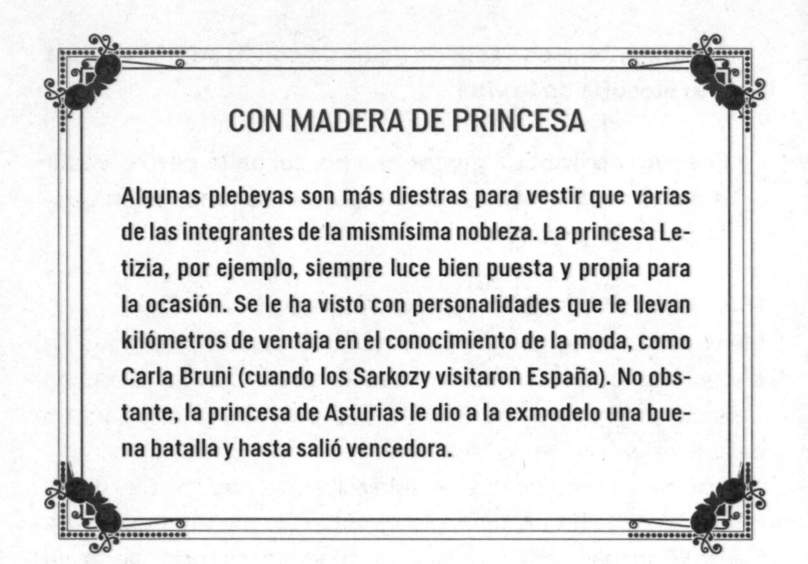

CON MADERA DE PRINCESA

Algunas plebeyas son más diestras para vestir que varias de las integrantes de la mismísima nobleza. La princesa Letizia, por ejemplo, siempre luce bien puesta y propia para la ocasión. Se le ha visto con personalidades que le llevan kilómetros de ventaja en el conocimiento de la moda, como Carla Bruni (cuando los Sarkozy visitaron España). No obstante, la princesa de Asturias le dio a la exmodelo una buena batalla y hasta salió vencedora.

Para adquirir tu propio estilo, inspírate en alguien, trata de imitar lo que te gusta de esa persona y pretende que esa manera de arreglarte sea natural en ti. *Fake it until you make it!* (¡Finge hasta lograrlo!) Poco a poco, tu modo de vestir ya no será una réplica, pues se modificará a tu manera, se hará genuinamente tuyo y expresará realmente quien eres.

¿QUÉ HAY DEL MISTERIO?

Seguramente recordarás que una de las virtudes que hace a una mujer guapa y atractiva es su misterio. En la ropa, como en su actitud, es mejor dejar que la imaginación trabaje, en lugar de mostrar de más.

Por eso, siempre recomendaré que en una primera cita de amor una mujer no enseñe tanta piel ni exagere con los estampados, el maquillaje y un extravagante peinado. Menos es más, te lo aseguro. A los hombres les gusta descubrir, en la intimidad, lo que tienes para mostrarles.

Lo mismo sucede en una entrevista de trabajo. No hay que vestir con nada extremoso. Es más, ni siquiera llevar exclusivamente marcas de diseñador en tu ropa y accesorios. Mejor opta por un atuendo sobrio que diga a kilómetros de distancia que eres una mujer profesional.

Cuando acudas a un evento social, tampoco se trata de poner toda la carne en el asador. Elige la ropa que te haga sentir cómoda, que te favorezca y represente a la perfección la persona que eres. Si has hecho mucho ejercicio, no es necesario mostrar tus brazos y piernas musculosos. Si te acabas de operar el pecho, no uses escote para presumir tus curvas. Tienes que creerme cuando te digo que todos lo notarán sin que seas obvia.

Siempre es mejor ser elegante que reveladora y el único camino para lograrlo es ejercitando tu misterio.

CONCLUSIONES

Después de preguntar a hombres y mujeres su opinión sobre lo que hace bonita, guapa y atractiva a una chica, he llegado al mismo punto de convergencia: la personalidad y la autoestima es lo que hacen que sobresalga.

Queda claro, entonces, que es importante trabajar en los cimientos de tu amor propio y construir un mundo lleno de pasión por lo que haces, además de procurar tener actividades estimulantes y metas realistas. Reenamorarte de tu físico, darle los cuidados necesarios para mantenerlo en forma y saludable, así como gozar la experiencia de consentirte, ayudará mucho a que te sientas también mejor dentro de tu piel. Todo ello te llevará a que proyectes la confianza y la certeza que te harán única.

A continuación resumo algunos puntos que te van a ser útiles en el proceso:

- Mira a las celebridades y a las mujeres que admiras, para inspirarte, nunca para compararte.
- Concentra tus esfuerzos en gustarte a ti y no gastes energía en que los demás te aprueben.
- Empieza tu cambio de adentro hacia afuera.
- Busca tu felicidad adentro de ti, no en algo ni en alguien.
- Acepta lo que no te gusta de ti con compasión y valora las maravillosas virtudes que tienes y que te hacen única.

- Sé objetiva para saber lo que vas a poder modificar, para estar más satisfecha contigo misma.
- Asume que hay otras cuestiones que no cambiarán y habrá que darles la bienvenida en tu nueva vida.
- Llena tu mundo interior de cosas que te apasionan.
- Siéntete orgullosa de ser original.
- Trátate como si fueras de la nobleza, ¡usa tu corona!
- Cuando sientas que algo se te dificulta: *fake it until you make it!* (finge hasta lograrlo).
- Diviértete en el proceso de reinventarte.
- Cuida tu cuerpo como un templo.
- Aprende a resaltar lo que te gusta de tu físico.
- Practica las poses poderosas.
- Camina con un propósito.
- Encuentra tu propio estilo.
- Disfruta ser tú.
- Goza al ser mirada.
- Date cuenta de que eres poderosa.
- Sal al mundo a vivir.

AGRADECIMIENTOS

Este proyecto es resultado de una idea que germinó hace varios años y de la que escribí en varias de las publicaciones para las que he trabajado a lo largo de mi carrera. Sin embargo, poder convertirlo en un libro requirió de la ayuda de varias personas, a las que quiero expresar mi más sincero agradecimiento.

A mi hijo Francisco, porque sin su entusiasmo y su cariño nunca hubiera podido escribir este libro.

A Editorial Océano y a su director, Rogelio Villarreal, quien se mostró entusiasta desde el principio con la idea e hizo posible la realización de este libro. De la misma manera, el apoyo fantástico de Guadalupe Ordaz, Pablo Martínez y Jessica Martín del Campo por trabajar con este texto hasta llevarlo a su impresión. Al equipo de Relaciones Públicas: Rosa María Martínez, Grizel Marroquín y Marilú Ortega, por su estupenda labor para dar a conocer esta publicación.

A Eva Hughes, directora general y CEO de Condé Nast México y Latinoamérica, cuyo apoyo y confianza me han permitido escribir sobre el tema que tanto me apasiona. Al equipo de Relaciones Públicas encabezado por Karina Balderas por su trabajo relacionado con esta edición.

A Pepe Rincón y Samuel Reyes, de P.R. Management, por creer en este proyecto y llevar a cabo una invaluable labor de relaciones públicas.

A Bobbi Brown, Tom Taw, Amil López, Jeni Thomas, Ilde Goncalves, Sarah Lucero y a Verónica Sánchez, por haberme compartido sus conocimientos. Al doctor Howard Murad por haberme invitado a su consultorio a probar y disfrutar parte de su método. A las chicas de Relaciones Públicas, Vivian Calvo, Andrea Cerda, Huguette Cervantes, Mónica Quintero, Marisa Vano, Samaj Bittar y a Samy Saadia, representante de la marca Murad en México, así como a Ana María Camarero Gómez, por ayudarme a obtener las entrevistas con estos maravillosos personajes de la industria de la belleza.

A mi gran amigo y compañero de todas mis aventuras profesionales Antonio González de Cosío por usar su fabulosa pluma para hacer el prólogo. A Bogart Tirado por seguir siendo mi cómplice y hacer alarde de su gran talento diseñando e ilustrando las páginas de este libro. A Gregorio Martínez por trabajar conmigo en el texto y dejarlo listo para su publicación.

A mi *dream team*: Valeria Ascencio por la estupenda sesión fotográfica, a Edgar Uribe y Agde Ruiseco, de Macadamia Natural Oil, por las maravillas que hicieron con mi cabello, así como a la extraordinaria maquillista, Karla Vega, de M.A.C. por usar sus pinceles magistralmente para el retrato que aparece en este libro.

A mis amigos entrañables Marcela Morales, Miguel Ángel Solá, Tanya Mordacci, así como a mis hermanos Hernán, Nydia, Fernando y mi cuñada Aída, quienes tuvieron que aguantarme meses enteros hablando de las diferencias entre las mujeres bonitas, guapas y atractivas.

BIBLIOGRAFÍA

Andere Portas, Diana y Enrique Sánchez Lores. ***Obesidad emocional. Cuando tu mente te hace engordar***, México, Panorama, 2013.

Baker Hyde, Phoebe. ***The Beauty Experiment. How I Skipped Lipstick, Ditched Fashion, Faced the World Without Concealer and Learned to Love the Real Me***, Boston, Da Capo Life-Long, 2013.

Beckham, Victoria. ***That Extra Half an Inch. Hair, Heels and Everything in Between***, Nueva York, Harper Entertainment, 2006.

Berg, Rona. ***Beauty. The New Basics***, Nueva York, Workman Publishing, 2001.

Brandon, Ruth. ***La cara oculta de la belleza. Helena Rubinstein, L'Oréal y la historia turbia de la cosmética***, Barcelona, Tusquets Editores, 2013. (Tiempo de Memoria).

Brown, Brené. ***The Gifts of Imperfection. Let Go of Who You Think You're Supposed to Be and Embrace Who You Are. Your Guide to a Wholehearted Life***, Center City, MA, Hazelden, 2010.

Carmindy. ***Crazy, Busy, Beautiful. Beauty Secrets for Getting Gorgeous Fast***, Nueva York, Harper Collins Publishers, 2010.

—***Get Positively Beautiful. The Ultimate Guide to Looking and Feeling Gorgeous***, Nueva York, Center Street, 2008.

Clark, Judith y Maria Luisa Frisa. ***Diana Vreeland after Diana Vreeland***, Venecia, Marsilio Editori, 2012.

Cohen, Juliet *et al.* ***Vogue Beauty***, Richmond Hill, Ontario, Firefly Books, 2000.

Eco, Umberto. ***Historia de la belleza***, Barcelona, Lumen, 2006.

Editores de InStyle. ***Getting Gorgeous. The Step-by-Step Guide to Your Best Hair, Make-up and Skin***, In Style Books, 2004.

Etcoff, Nancy. ***Survival of the Prettiest. The Science of Beauty***, Nueva York, Doubleday, 1999.

Fitoussi, Michèle. ***Helena Rubinstein: The Woman Who Invented Beauty***, Nueva York, Harper Collins Publishers, 2010.

Green, Lakeysha-Marie. ***The Seeds of Beauty. Defining Your Beauty and Style from Inside Out***, Beauty Body Style, LLC. 2013.

Hakim, Catherine. ***Capital erótico. El poder de fascinar a los demás***, Barcelona, Debate, 2012.

Hamermesh, Daniel S. ***Beauty Pays. Why Attractive People Are More Successful***, Princeton, NJ, Princeton University Press, 2011.

Head, Edith y Joe Hyams. ***How to Dress for Success***, Londres, V&A Publishing. 2009.

Harper's Bazaar Fashion. Your Guide to Personal Style, Londres-Nueva York, Hearst Books, 2010.

James, Kat. ***The Truth about Beauty. Transform Your Looks and Your Life from the Inside Out***, Nueva York, Atria Books-Beyond Words Publishing, 2007.

Kahn, Jodi. ***The Little Pink Book of Elegance***, Nueva York, Peter Pauper Press, 2005.

Karpay, Ellen. ***Look & Feel Great. The Total Fitness Book***, Nueva York, Galahad Books, 2006.

Kennedy, Sheila. ***You Had It All Along. 5 Keys to Unlocking the Power of Confidence at Your Core***, Charlotte, NC, Expert Insights Publishing. 2013.

Koenig, Karen R. ***Las chicas buenas terminan gordas. Ponte en primer lugar y cambia tu manera de comer para siempre***, México, Océano, 2011.

Lara, Lucy y Antonio González de Cosío, ***El poder de la ropa***, México, Océano, 2012.

Lauder, Estée. ***Estée. A Success Story by Estée Lauder***, Londres, Random House, 1985.

Lecoeur, Marie-Anne. ***How to be Chic & Elegant. Tips From a French Woman***, Kindle Edition, 2011.

Murad, Howard. ***Creating a Healthy Life. The Art and Wisdom of Howard Murad***, Marina del Rey, CA, Wisdom Waters, 2013.

_ ***The Water Secret. The Cellular Breakthrough to Look and Feel 10 Years Younger***, Hoboken, NJ, John Wiley & Sons ,2010.

Nars, François. ***Makeup your Mind: Express Yourself***, Nueva York, Powerhouse Books, 2001.

Navarro, Joe. ***Body Language Essentials***, Kindle Edition, 2010.

Pallingston, Jessica. ***Lipstick. A Celebration of the World's Favorite Cosmetic***, Nueva York, St. Martin's Press, 1999.

Patzer, Gordon. ***Looks: Why they Matter More than you Ever Imagined***, Nueva York, Amacom, 2008.

Perrett, David. ***In your Face. The New Science of Human Attraction***, Nueva York, Palgrave Macmillan, 2010.

Pomerantz Lusting, Andrea. ***How to Look Expensive. A Beauty Editor's Secrets to Getting Gorgeous without Breaking the Bank***, Nueva York, Gotham Books, 2012.

Rhode, Deborah L. ***The Beauty Bias. The Injustice of Appearance in Life and Law***, Nueva York, Oxford University Press, 2010.

Scott, Jennifer L. ***Lessons from Madame Chic. 20 Stylish Secrets I Learned while Living in Paris***, Nueva York, Simon & Schuster, 2011.

Stacey, Sarah y Josephine Fairley. ***Total Beauty***, Nueva York, Sterling Publishing Co., 2004.

Shelton, C. D. ***Inner Beauty vs Outer Beauty. All About Beauty***, Short on Time Books, 2013.

Strickland, Jennifer. ***Beautiful Lies. You are More than What Men Think, What the Mirror Reflects, What Magazines Tell You***, Oregon, Harvest House Publishers, 2013.

Wells, Linda. ***Confessions of a Beauty Editor***, Nueva York-Boston, Bulfinch Press, 2006.

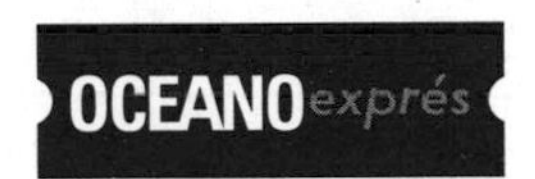

Esta obra se imprimió y encuadernó
en el mes de septiembre de 2018,
en los talleres de Impregráfica Digital, S.A. de C.V.,
Insurgentes Sur 1425-20, Col. Insurgentes Mixcoac,
C.P. 03920, Benito Juárez, Ciudad de México.